D. W. Winnicott

D.W. ウィニコット

牛島定信■監訳
館 直彦■訳

HumanNature

ウィニコットの講義録

人間の本性

誠信書房

HUMAN NATURE
by D. W. Winnicott
©The Winnicott Trust 1988
Japanese translation rights arranged with
D. W. Winnicott c/o Mark Paterson and Associates
through Tuttle-Mori Agency Inc., Tokyo

序文

クレア・ウィニコット

　1936年にドナルド・ウィニコットは，スーザン・アイザックスに招かれて，ロンドン大学の幼児教育のベテラン教師のための専攻科で，人間の成長と発達について講義することになった。本書が書き始められた1954年には，彼は他にも，すでに1947年以来，定期的に，社会福祉大学の学生に対しても講義を行っていた。こうした定期的な講義は1971年の彼の死まで続けられたが，それらをウィニコットは大事に思っていた。なぜならば，こうした講義は彼が自分の理解を明確にし，学生の反応や自分自身の経験を通じて自分の考えを修正していくうえで，絶えず刺激となったからである。講義をすることが，彼自身の発達にとって統合的に働く部分であったといっても過言ではないだろう。彼はまた，講義するきっかけを作ってくれたスーザン・アイザックスの自分に対する信頼に深く感謝していた。

　ウィニコットの講義内容の伝え方は独特のものであった。それで学生たちは年を追うごとにノートを取ることを諦めて，ウィニコットに巻き込まれて実際に成長し発達するプロセスを選ぶようになった。別の言葉で言うと，彼らは教えられることなく学んだのである。彼の講義は自由気儘で構造がないかのように思われたかもしれないが，それは彼の講義が人間の発達に関する統合された知識の中核に基づいており，また人間の発達の各段階を学生が理解しやすいように丁寧に図式化したものに基づいていたからだろう。彼は黒板に素早く模式図を描いていったものだが，これは講義の参加者全員に，彼

のコミュニケーションの方法の特徴を表すものとして，記憶されたことだろう。

　本書の本来の目的は，学生たちが取ることができなかったノートを提供することであるが，それらを人間性（人間の本性）を研究するすべての人の手に入るようにすることであった。本書の最初の原稿は，1954年の夏，比較的短時間のうちに完成された。しかしその後，原稿は彼の死に至るまで，繰り返し読み返されて改訂が加えられた。

編集者の覚書

この本の構成

　ウィニコットは，人間の本性に関する自分の本のレジュメを2度作った。最初のものは1954年8月の日付があり，クレア・ウィニコットの序文から分かるように，その時点で本書の大部分が書かれた。第二のものは1967年ごろに作られた。両者とも，本書の巻末に，付録として再掲載されている。

　本書の構成は，順序に多少の異同があるものの，レジュメIの最初から第III部までの構成に，かなり忠実に従っている。たとえば，「因果的連鎖の研究」として企画された章は，空想，内的現実と夢などのほかに，「移行対象と移行現象」の項目を含むはずであったが，計画通りには具体化しなかった。その理由は，それらの主題がすでに前の各章で扱われているからであったと思われる。レジュメIから，ウィニコットの当初の計画では，反社会的傾向についての章と，潜伏期から成熟期にいたる発達のさまざまな段階に関する章を含んだ部分が書かれるはずであったことが分かる。それらは実際には書かれることはなかったが，彼が続く部分を，雑誌『家庭と学校の新時代』に1943年に発表し，「非行の調査」という表題の論文から始める計画であったということを示す事実がある。

　二番目のレジュメは，本書の改訂の指針となることを意図したものと思われる。本書の現在の版の第I部と第III部は，このレジュメにおいては実際よりも要約されていることが分かるが，ウィニコットは現在の第II部（対人関

係と本能理論について扱っている）も，簡略にする計画であったと思われる。また，現在の第IV部の最後の8章のうちでは，「環境」の章のみが表記されている。

見出し語について

本書の各部，各章，各節の見出し語は，ほとんどすべてタイプ原稿にみられるものに依っている。ごく限られたところでのみわれわれは見出し語を追加したが，全体の一貫性を保つために，レジュメを参照した。

本文について

本文は発見されたままの形であり，手を加えていない。ウィニコットのタイプ原稿，および彼の秘書ジョイス・コールズのタイプ原稿に加えられた訂正は，本文に取り入れてある。しかし，われわれが数カ所で補った語や字は，角括弧［　］に入れてある。脚注のうち，われわれが補った部分はすべて，同様に角括弧［　］に入れた。

改訂のためのノートについて

タイプ原稿と共に，ウィニコットがこの本の各部分をどのように改訂しようと思っていたかを示すいくつかのノートが見つかった。こうしたノートは大抵の場合，小さな紙に書かれており，関係する頁が表記されていた。しかし，ごく稀にそうしたノートがタイプ原稿の紙の端に見つかった。こうしたノートはすべて，本文の改訂がもくろまれた部位に，脚注として表記することにした。

クリストファー・ボラス
マドレーヌ・デーヴィス
レイ・シェパード

謝辞

　われわれは，ジュディス・イスロフによって作成された文献目録と索引を利用できることを，心から感謝致します。

はじめに

　本書の目的は，人間性（人間の本性）の研究である。
　本書を書き始めるに当たって，私はそのような企てがあまりにも膨大であることは，充分承知しているつもりである。人間性とは，われわれの持っているものほとんどすべてだからである。
　こうした事実を知りながら，私はあえてこの題を変えようとは思わなかったし，自分自身のものとなっているさまざまなタイプの経験，すなわち，私が教師や，臨床経験から学んだことを統合して，人間性に関する私の意見を表明しようと思ったのである。この方法を採ることによって，私は，限界がないはずのテーマについて，パーソナルな，しかし当然のことながら，きわめて限定された記述が達成できるかもしれない。
　医者としては，病気について書く方がずっと簡単であり，またずっと普通のことである。病気の研究を通して，われわれは健康に関する多くの非常に重要な研究に到達した。しかし，健康とは相対的にみて病気がない状態であるとする医者の仮定では不十分だろう。健康という言葉にはもっと肯定的な固有の意味があるのに対して，病気でないということは健康な生活の出発点にすぎないのである。
　私は，本書の読者として，力動的な心理学の文献をある程度読んでおり，仕事においても実生活においても，個人的な経験を積んでいると見なすことができる大学院の学生を想定している。

読者は，私がどのようにして心理学について書くことができるようになったかを知る権利があると思う。私は，小児科の専門家として人生を送ってきた。しかし，大部分の小児科の同僚たちが，身体的な方面に専門化していったのに対して，私は徐々に心理学的な方面に専門化していった。私は一般小児科医であることを止めることは決してなかったが，それは私には児童精神医学が本質的に小児科学の一部分であるように思えるからである。成人の精神医学が，不幸にも内科学や外科学と分裂して切り離されているのに対して，幼児と子どもに関する限り，このような分裂が起こる必要がなかったのである。

　子どもの医者としての初期の時期に，私は個人的な問題から精神分析に出会った。すぐに私は，子どもの精神分析には治療法としても研究の方法としても，発展していく余地があることに，気がつくようになった。1927年に私は，フロイトの方法を子どもの治療に応用したメラニー・クラインの方法を知るようになった。後になって私は，アイヒホルン，アンナ・フロイト，アリス・バリントやその他の人びとが，さまざまな方法で精神分析を子どもの問題に応用しようとし始めていることを発見した。そして私はロンドンに住むようになったアンナ・フロイトから学ぶ機会があった。

　私は精神分析研究所の訓練生となり，分析医としての資格とそれに引き続いて児童分析医としての資格を取得した後は，成人および小児の，ほとんどすべてのタイプの，あらゆる年齢層の患者の，精神分析を行うことができるようになった。しかしながら，一人の分析医の経験は，あくまでも一個人のものである。一人の分析医にとって実行可能なのは，およそ70症例の精神分析にすぎない。自分の臨床活動の特質から，私は，経験する症例の数が限られてしまうという困難を，一般外来で非常に膨大な数の症例のケアをすることや短期精神療法，マネージメントを数限りなく行うことによって，避けることができた。

　私は，当初は非常に骨の折れる，組織化された反社会的な症例は避けていたが，戦争の期間中に，オックスフォードシャーの疎開児童に関わることが

できたという特別の経験を通じて，このタイプの疾患についても考えざるを得ないようになった。

　ちょうどこのころに，私は徐々に，より精神病的な成人患者の治療に興味を持つようになり，早期の幼児の心理については，非常に退行した成人の精神分析療法の経過から分かることの方が，幼児の直接観察や，2歳半の子どもの精神分析から分かることよりも，豊富なことを見いだすようになった。精神病的な成人に対する精神分析的な治療は，非常に厳しいもので時間もかかり，しかも決していつも成功するものではないことは明らかである。ある症例の治療に，私はうまくいく希望もなく2500時間も費やしたが，結末は悲劇的であった。しかしそれにもかかわらず，この治療が私に教えてくれたものは比類のないものであった。

　相談に来た両親にアドバイスをする必要性は，こうしたことすべてをひっくるめて，常にあるが，私が一番困難であると思うのは，こうしたアドバイスをすることである。

　最後に，私は，講義をしたり，放送で話したりすることが，たいへん刺激的だったことも付け加えておきたい。

目次

序文　クレア・ウィニコット　　i

編集者の覚書　　iii

謝辞　v

はじめに　vii

第 I 部　人間の子どもの検討：身体，精神，心

はじめに　*3*

第 1 章　精神-身体と心　　*8*

　　　　身体的な健康　*9*

　　　　精神の健康　*9*

　　　　知能と健康　*9*

第 2 章　不健康　*12*

　　　　身体的な不健康　*12*

　　　　精神的な不健康　*12*

第 3 章　身体疾患と心理的な障害との内的-相互関係　*17*

　　　　身体とその健康が精神に及ぼす影響　*17*

　　　　　遺伝　*17*

　　　　　先天性疾患　*18*

　　　　　摂取障害　*19*

　　　　　排泄の障害　*21*

　　　　　事故　*21*

    まだよく分かっていないもののカテゴリー *22*

    アレルギー *22*

   精神が身体とその機能に及ぼす影響 *23*

第4章 精神(心)-身体の領域 *25*

第Ⅱ部 人間の情緒発達

はじめに *33*

第1章 対人関係 *37*

   最初に述べること *37*

   家族 *40*

   本能 *40*

   愛情関係 *51*

第2章 本能論からみた健康の概念 *55*

   機能を想像力によって補うこと *55*

   精神 *56*

   魂 *56*

   興奮した状態と静かな状態 *58*

   エディプス・コンプレックス *59*

   再定式化 *61*

   幼児性欲 *63*

   現実と空想 *64*

   無意識 *66*

   要約 *68*

   本能理論からみた小さな男の子の心理をあらわす
    チャート *69*

   不安-去勢恐怖に対する防衛 *69*

   防衛の破綻 *71*

第III部　一つの単位(ユニット)としての確立

はじめに：幼児期に特徴的な情緒発達　*75*

第1章　抑うつポジション　*78*
   思いやり，罪悪感と人格内の心的現実　*78*
   抑うつポジション：要約　*89*
   抑圧の再評価　*92*
   悪い力と悪い対象のマネージメント　*92*
   内的な豊かさと複雑さ　*94*

第2章　内的世界の主題の発達　*96*
   はじめに　*96*
   妄想的な生き方　*96*
   抑うつと「抑うつポジション」　*98*
   躁的防衛　*99*

第3章　さまざまなタイプの精神療法の素材　*101*

第4章　心気的不安　*108*

第IV部　本能論から自我論へ

はじめに：原初的な情緒発達　*113*

第1章　外界の現実との関係の確立　*115*
   興奮した関係と静かな関係　*115*
   錯覚の価値と移行状態　*121*
   最初の接触における失敗　*124*
   原初的な創造性　*126*
   母親の重要性　*129*
   誕生するときの赤ん坊　*130*
   「リアルであること」の哲学　*131*

第2章　統合　　*134*

第3章　精神が身体に住みつくこと　　*141*
　　　　　身体の経験　　*141*
　　　　　パラノイアと無邪気　　*143*

第4章　最早期の段階　　*145*
　　　　　環境−個人組織のための図式　　*145*
　　　　　重力の働き　　*150*

第5章　存在の原初的状態：前原始的段階　　*152*

第6章　カオス　　*157*

第7章　知的機能　　*161*

第8章　引きこもりと退行　　*163*

第9章　誕生の経験　　*165*

第10章　環境　　*174*

第11章　心身症（精神−身体障害）再考　　*182*
　　　　　喘息　　*182*
　　　　　胃潰瘍　　*185*

付録　レジュメⅠ　　*189*
　　　　レジュメⅡ　　*193*

文献　　*195*

訳者解題　　*199*

索引　　*213*

第Ⅰ部

人間の子どもの検討：
身体，精神，心

はじめに

　私は，人間の本性を観察するにあたって，子どもの研究を通じて行うという方法を選んだ。成人は，健康な場合には成長を続け，死の瞬間まで発展し変化するが，すでに子どもの時期にそれと分かるパターンがあり，ちょうど顔が個人の人生を通じてそれと分かり続けるように，持続するのである。
　しかし，どこに行けば子どもは見つかるのだろうか。

　　子どもの身体は小児科医の領域である。
　　子どもの魂は教会の牧師の領域である。
　　子どもの精神は力動的な心理学者の領域である。
　　知能は心理学者の領域である。
　　心は哲学者の領域である。
　　精神病を求めるのは精神科医である。
　　遺伝は遺伝学者の領域である。
　　社会環境が重要であると主張するのは生態学者である。
　　社会科学は，家族状況や，家族と社会，家族と子どもとの関係を研究する。
　　経済学は，矛盾した要求が引き起こす緊張と歪みを研究する。
　　法律は，反社会的行動に対する公衆の復讐心を調整して，人間的なものとなるように干渉する。

このように多種多様な主張がなされるのだが，人間という動物の個体は一つのユニットを構成し，一つの中核的なテーマを持っているので，われわれがすべきことはさまざまな視点からもたらされた見解を，一つの総合的な論述にまとめるべく努力することである。

人間存在を描写するために，一つの方法だけを採用する必要はない。むしろ，考えうるすべての接近の仕方に親しんでおいた方が望ましい。

人間の本性を研究する方法として，多様な視点を持つことができる発達的な接近法を選択することによって，私は以下のことを明らかにしたいと思っている。最初に，周囲と原初的な融合状態にあったところから人間が出現し，自己の存在を主張し始め，自分を排除していた世界のなかにいることができるようになるのか。次に，どのようにして一つの実体としての自己が強化され，身体に結びつき，身体的なケアに依存した存在としての，また，一つのユニットとしての自己が出現する場所として，存在の連続性が生まれるのか。次に，自分が依存していることの認識が生まれ（そしてこの認識は，心の存在を意味するのであるが），幼児が身体的なケアとニードに対する適切な反応を通じて知る母親への依存可能性や母親の愛情についての認識はどのようにして生じてくるのか。次に，どのようにして心の機能や衝動を，それがクライマックスに達することがありうることも含めて，自分のものとして受け入れるのか，また，母親が自分とは別個の人間であることを少しずつ認識し，それに伴って無慈悲な心性から思いやりの心への変化はどのようになされるのか。次に，どのようにして第三者がいること，愛と憎しみとは複雑に絡み合っていること，情緒的な葛藤があることを認識するようになるのか。どのようにしてすべての機能に関して，想像力を働かせることを通して，自分であること全体が豊かになるのか，また身体の発達に伴ってどのように精神も発達するのか。また，脳の資質に因るところが大きいとはいえ，どのようにして知的能力が分化するのか。そして，こうしたことすべてに伴って，どのようにして人間は周囲から徐々に独立するようになり，その結果として社会化されるのか。

研究の方法としては，一番最初のところから始めて徐々に先へ進んでいくという方法が可能であるが，この方法を取ると，漠然とした未知の状態から始めて，後になってようやくよく知られているところに到達することになる。本書の発達の研究では，4歳の子どもから始めて，遡っていって最後に人間の一番最初の状態に到達しようと思う。

　身体の健康について，一言述べておきたい。身体の健康とは，子どもが年齢相応の生理的機能を有しており，病気が存在しない状態をいう。身体の健康の評価と測定は，身体機能が感情，情緒的葛藤，苦痛な感情の回避によって混乱させられない限りは，小児科医の仕事である。

　受胎から思春期に至るまで，身体の機能は徐々にではあるが着実に成長と発達を続ける。子どもの年齢を考慮せずに，子どもの生理的発達を判断することは考えられない。

　子どもが満足のいくケアを受けているのであれば，標準的なペースで発達が起こると言えよう。評価のための模式図は常に練り上げられてきた。しかしながら，健康という概念の内に幅広く個人差があることを認めることによって，われわれは集められ分類されているデータを用いることができる。

　小児科学は，主として児童期に特異的な身体疾患の研究を基に確立されたものであり，健康とは病気のない状態であると考えている。くる病*は，他の栄養不足による多くの疾患同様，一昔前にはありふれた病気であった。肺炎は常に問題であって，しばしば蓄膿症が引き起こされたが，今ではロンドンの病院で見かけることはめったにない。先天性梅毒は，しばしば小児科で診断されたが難治な疾患であった。急性の骨感染症は，大がかりな外科手術とたいへん痛いアフターケアを要するものであった。しかし，この30年間で全体像が変化してきている。

　100年前には状況はもっと悪かった。診断と病因に関してはほとんど完全に混乱状態であったので，古い世代の小児科医たちの最初の仕事は，病気の

＊(訳注)　ビタミンDの不足による疾患で，骨軟化症，テタニーなどを主症状とする。

本体を探り出すことであった。当時、健康をそれ自体として考えることも、身体的には健康な子どもが人間たちによって構成された社会のなかで成長するという事実によって引き起こされる困難については研究をする時間も余地もほとんどなかった。

今日では、身体疾患の診断と治療の進歩に伴って、身体病に対する対処法を完全に身につけた医師たちが、不安といった要因や家庭での取扱いの失敗によって、身体機能がどのように障害を受けるかを検討するようになっている*。

新しい世代の医学生は、心理学の教育を求められるようになっている。彼らはどこに向けばいいのだろうか。小児科学の教師たち自身は、心理学に何の理解も示さないだろう。私の考えでは、児童心理学のより表面的な側面が強調されすぎるならば、本当に危険なことになる。環境要因か遺伝がすべての原因であるという説明がなされる。精神疾患の疾病概念がまとめられ、明解だが誤った記載がなされる。知能検査や心理検査が過度に尊重される。子どもの幸福そうな外見が、健康な情緒発達の印として、あまりにも簡単に受け入れられる。

精神分析家が提供できるのは何だろうか。彼は簡単な解決は差し出さない。その代わりに彼は、すでに30歳ほどになって結婚して家族もいるような、若い小児科医の前に立ちはだかって、少なくとも生理学と同じ程度に広範な新しい主題を提示する。そればかりでなく精神分析家は、小児科医が身体面の小児科学におけるのと同程度の高いレベルに児童精神医学の面でも立つためには、特別のトレーニングばかりでなく、個人分析も受ける必要があ

---

* 私は、『小児期の機能的神経疾患』(1907)の著者であるガスリーに言及しておきたい。それは彼が偉大だったからではなく、彼が先駆者であり、私は1923年にパディントン・グリーン小児病院に就職することになったのだが、病院の独特の雰囲気は彼に負うところ大だからである。ガスリーの悲劇的な死の後で、私は彼の部門の仕事を引き継がねばならなかったが、その時点ではまだ、病院の相談のスタッフとして自分が採用されたのが、小児科のなかで心理学に傾いている自分の傾向によるものであるとは、気がついていなかった。

る，と述べるであろう。

　これは困難であるが，他に道はなく，今後とも有り得ないであろう。小児科医はそのような危険を冒すことに怖じ気づいて，たとえ治療したり予防したりする身体疾患を探すために遠く野山をさまよわなければならないとしても，身体的な小児科学にしがみつくことを選ぶかもしれない。しかし，わが国においてはこれ以上身体的な精神医学が拡張する必要のないときがやがて到来し，児童精神医学に無理やり向かわされる若い小児科医の数が増大するであろう。私はこの日が来るのを待っていた。30年にわたって待っていた。しかし，新しい発展の苦痛を伴う面が避けられて，抜け道を探すために努力がはらわれる危険がある。精神疾患は情緒の葛藤に因るのではなく，遺伝，体質，ホルモンのバランスの乱れ，粗雑な取扱いに因る，というように，理論の組み替えが起こるかもしれない。しかし事実は，人生はそれ自体が困難なものであり，心理学は個人の発達と社会化の過程に本来備わった問題に関係しているということである。そればかりでなく，小児の心理学においてわれわれは，われわれの大部分が忘れてしまったかそのことを意識することすらなかった，自分たちがかつて経験した争いに出会わなければならないのである。

第1章

精神-身体と心

　人間とは，人間性を，ある一つの時点で取り出したものである。全体としての人間は，ある角度から見れば身体的な存在であるが，別の角度から見れば心理的な存在である。すなわち，身体と精神があるのである。両者のあいだには，発達的に絡み合う相互の内的な関係があり，この関係の組織化はわれわれが心と呼ぶところによって行われる。知的機能は，精神のように，脳の然るべき部位に，身体的な基盤を持っている。

　人間性の観察者として，われわれは，身体，精神，心的機能をはっきりと識別することができる。

　「心的」（mental）という言葉と「身体的」（physical）という言葉の日常的な用い方によって仕掛けられた落とし穴に，われわれが落ち込むことはないだろう。この二つの言葉は，正反対の現象の記述ではない。対語になるのは，身体（soma）と精神（psyche）である。心（mind）は特別の次元を持っており，精神-身体の機能の特殊な例と考えられている*。

　ここで指摘した三つの方法で人間性を見ていくこと，関わりのある分野がどのようにして生じたかを研究すること，それらいずれもが可能であるという事実を記しておくべきであろう。幼児における精神-身体の二分法について非常に早期の段階で調べたり，心的活動の開始を調査することは特別に興

---

* ウィニコット，D. W. (1949)：「心と精神-身体の関係」参照。

味深いことであろう。

身体的な健康

　肉体的（bodily）な健康とは，ほどよい素因とほどよい栄養があることを暗示している。健康な肉体は，年齢相応に機能をする。事故や環境による失敗は処理され，やがてそれらの悪い影響は消し去られる。発達は時間の経過に伴って起こり，幼児は徐々に，早すぎることも遅すぎることもなく，大人の男性か女性になる。やがては中年となり，その年齢に相応の新しい変化が起こる。ついで老年になると，健康の最後のしるしである自然な死に至るまで，さまざまな機能に衰えが見られる。

精神の健康

　同様に，精神の健康を情緒発達という側面から，すなわち成熟の問題として評価することができる。健康な人間は，その時点の年齢に応じた情緒的成熟を示す。個人は成熟することによって，徐々に環境に責任を持つようになる。

　生理学全体（たとえば，筋緊張の生理学など）を考慮に入れた場合に，身体的な成熟ということが極端に複雑な問題になるように，情緒的成熟ということも複雑なことである。情緒発達はたいへん複雑であるものの，必ずしも科学的な研究の対象にならないわけではないことを見いだした過程を少しずつ指摘することが，本書の主な目的と言えるかもしれない。

知能と健康

　知的な発達は，精神と身体の発達と軌を一にしていない。知的健康という言葉に意味はない。

　精神と同様に，知能も一つの特別な身体器官，すなわち脳（もしくは，脳の特定の部分）の機能に依存している。それゆえ，知能の基盤は脳の質にある。しかしながら，知能は，身体疾患によって脳が変形されたり歪曲されな

い限り，高いか低いかによってしか表現されない。発達的には知能そのものが病気になることはない。しかし知能は病的な精神によって歪められることがある。それに対して，精神はそれ自体病気となりうる。すなわち，機能の基盤として健康な脳があるとしても，情緒発達上の失敗によって歪められることがある。知的能力に関与する脳の部分は，種の進化の過程ではより遅い時期にあらわれる精神が関与する部分に比べて，変化しやすいといえる。遺伝と偶然によって，脳の機能は平均以上にも平均以下にもなる。偶然，病気，事故（たとえば，出産の過程で被った障害）は，脳に欠陥または障害を残す。小児期の感染症（髄膜炎，脳炎）や腫瘍は，脳の機能に虫食い状の障害を引き起こす。精神病の治療（と言われているもの）として脳外科医は，狂気に対抗して強力に組織化された，しかしそれ自身が苦痛な臨床症状を作り出す防衛を混乱させるために，脳を意識的に切断した。しかし，ここで挙げたいずれの場合でも，知能は影響を受け精神過程は修飾を受けるが，（脳以外の）身体は健康なままである。しかしすべての場合で，精神の健康と不健康を評価する必要があるだろう。極端な例では，知能指数80だが身体頑強で，情緒発達も健康な子どもが，本当に価値のある面白い人物となり，性格もよくて頼り甲斐のある人物となって，よい配偶者となり親となることができる場合すらある。また反対の極端な例として，例外的な知能（IQ 140以上）をもった子どもが，充分な才能と価値をもつように見えながら，情緒発達が障害された結果，ひどく病的となり，精神病的破綻を来しやすく，性格も信頼できないものとなって，最終的に家庭を持つような市民には到底なれそうもない，ということも起こりうる。

　今日では，比較的健康な子どもの知能指数は，暦年齢を正確に参照して算定した場合には，比較的一定であることが知られている。このことは，知能が基本的には脳組織の素質に依るという事実を，別のところから述べたにすぎない。IQが一定に止まらない場合を挙げるのは，ただ単に知能の用い方に歪みの見られる場合を数えあげるのが目的ではない。そうした歪みは，一方では情緒発達の障害から，他方では脳組織の疾患の結果として起こる。

知能に障害のある子どもたちの集団のなかで，平均もしくは平均以上の脳の機能を持ち，正しい診断は児童精神病であるような子どもは少数であろう。この場合，知的障害は情緒発達障害の早期の症状である。このタイプの欠陥は珍しいものではない。

　それと対照的に，臨床家は，（混乱の恐怖から引き起こされた）情緒障害の結果，知能が不安に引きずられて高すぎる子どもに出会うことがあるが，彼らのIQは知能検査では高値であっても，精神療法や成功裡に終わった環境調整の結果，カオスの恐怖が減ずれば，数値は下がるものである。

　このように，知能は肉体や精神とは異なる。これは次元が違うものであり，知能に関する限り，成熟が健康であり健康が成熟である，ということはできない。事実，健康の概念と知能の概念とは直接のつながりはないのである。健康な場合には，個人の情緒発達が満足いくものならば，心は脳の機能のレベルで働くのである。

　これらすべてについてより詳細な検討が必要であろう。

第2章
不健康

　ここでは不健康を広義に考えることが有用だと思われる。身体と精神の，双方の疾患と障害について非常に簡単に述べることは可能であろう。精神と身体の相互関係は複雑であるが，この二分法を受け入れたうえでの記載を試みてみたい。

身体的な不健康
　次の表は不健康をカバーしたものであるが，さまざまな心理的因子による身体組織の機能障害という膨大なカテゴリーに含まれるものは除かれている。
　こんな単純な表で，身体を診る小児科医の仕事全体をカバーすることができるという事実には，小児科医の仕事が実際にはたいへん煩わしいものであり，必要とされる知識が膨大であることを考慮にいれればなおさらのこと，驚かされるであろう。

精神的な不健康
　精神的な不健康は，環境因子によるマイナスの働きによって引き起こされていることがはっきりしている場合を含めて，臨床的には常に情緒発達の障害としてあらわされる，という以上に簡潔に表現することは不可能だろう*。
　（脳組織の機能を含めて）身体が健康であることを前提とすれば，精神的

遺伝	証拠が誕生時より後に出現する場合			
	証拠が誕生時，あるいはそれ以前に出現する場合			
先天性	分娩中			
	出生の困難を引き起こす異常			
	出生時			
	出生過程における事故			
摂取障害**	カロリー，	迫害が加え	すべての	自己誘発性
（栄養障害）	微量金属，	られた場合	中間的段階	
	ビタミン	（哺育障害）		
事故	全くの偶然	同上	同上	同上
	戦争	同上	同上	同上
害虫，感染症	全くの偶然	同上	同上	同上
（まだ理解されていないもの）	新生物			
	おそらく感染症とおもわれるある種の疾患			
	（急性リューマチ***，舞踏病**** など）			

---

*　改訂のためのノート：硬直した防衛からどれだけ自由か，という観点から見た健康を付け加えること。

　　彼または彼女のことが好き？　　　　はい＝健康
　　あなたは退屈？　　　　　　　　　はい＝不健康

**（訳注）　幼児が栄養を摂らない状態で，摂食障害とは異なる。母親の育児知識不足，育児不安，離乳食の失敗，ネグレクトなどが原因となる。

***（訳注）　多発性筋炎を主症状とし，虹彩炎，発熱，発疹，朝のこわばり，皮下結節，心筋炎などを伴う疾患で，今日では自己免疫疾患と考えられている。

****（訳注）　舞踏運動を示す病気の原因はさまざまだが，ハンチントン病のように遺伝性のものと，二次性に起こるもの（Sydenham 舞踏病など）とがある。

な不健康は神経症と精神病に分類することができる。神経症の場合は，家庭生活に含まれる対人関係のなかから問題が生じ始めるが，子どもはその時点では2〜5歳である。この2〜5歳の時期に，子どもは全体としての人間のあいだで，自分も全体としての人間でいることができるようになり，人間同士の愛に基づいた強力な本能的な経験に晒されるようになる。神経症においては，最早期における子ども（あるいは大人）の情緒的な発達は，正常範囲内におさまる。

　精神病とは，より早期に，すなわち，子どもが全体としての人間として他の人びとと関係できるようになる前に，発展し始める病的な状態に与えられた名前である。

　この大まかな分類の有用性は限定されており，精神病の臨床状態に関する詳細な分析がなされるや否や，もっとデリケートな分析方法の必要性が生じる。現段階では，この受け入れられた精神医学用語の使用を試みるのと同時に，情緒発達の障害が始まったのはいつかということを考慮することの重要性に注意が向けば良いのである。

　次頁の表のようになる。

　この種の大ざっぱな図式化から，成人の精神医学の視点で精神疾患を研究するための跳躍板が研究者に与えられるだろう。しかしながら，児童精神医学の詳しい研究から成人の精神医学にアプローチする方が，より論理的なのである。

　この分類は決して悪い目的から生まれたものではないが，新たな分類を発展させることが必要であること，しかしそうしたとしても満足する結果が得られることはないのである*。

　臨床的には，病気の子どもでさえ，常に不安なわけでもないし，常に気が狂っているわけでもない。通常われわれが直面するのは，成功した，不安に対して組織化された防衛であるが，診断するにあたってわれわれの関心が向

　　＊　改訂のためのノート：新しい形式による分類に戻ることを仄めかすこと。たとえば，依存性＋家族および社会の準備；対処する/しない。

タイプ	臨床的状態	起源
神経症圏	不安に対する防衛組織：恐怖症，ヒステリー，強迫神経症など	人間同士の間で起こる本能生活から生じる不安
精神病圏		
躁うつ		無慈悲な愛への気づかい
うつ病		対象の喪失に対する反応
反-うつ的防衛		
迫害：内部からの場合		攻撃性の結果への気づかい
心気症		
外部からの場合		
パラノイアによる防衛		
内的世界への引きこもり		
統合失調症	分裂，解体，現実感の喪失，接触の喪失による防衛	早期段階における母親による能動的な対応の失敗

くのは，その防衛は成功しているのか失敗しているのかということであり，また，防衛のタイプである。また，脅威を与えている不安の種類を知ることも重要である。たとえば，防衛はペニスを失う恐怖に向けられたものかもしれないし，ある本能に関連する何らかの重要な機能を失う恐怖に向けられたものかもしれない。同じように，防衛はうつ病に，すなわち，それ自体無意識であるか無意識の事物と関係する罪悪感に属する希望のなさに向けられたものかもしれない。そしてまた防衛は，外的現実との接触が失われる恐怖や，カオス的な崩壊の恐怖に対して向けられたものかもしれない。

　こうしたことすべてに関しては詳細な検討が必要であるが，ここで重要なのは，子どもの比較的重要でない情緒的な障害を，ストレスが加わった際に，完全に病気の状態になって破綻を来すことがあるとした場合に，罹患する可能性のある疾患のタイプに従って大雑把に分類することにもそれなりの

理由が存在するということである。こうした分類のおかげで，私は身体的な疾患と精神的な疾患の相互関係について，予備的に検討することができる。その後で，情緒発達を詳細に研究することにしたい。当面，さまざまな段階における環境の側の失敗ということに関しては省略しなければならないが，このテーマに関しては本書のなかで後ほど，詳細な検討を加えたい。また，現段階では，反社会的なタイプの症候は含めていない。

第3章

身体疾患と心理的な障害との内的-相互関係

身体とその健康が精神に及ぼす影響

遺伝

　遺伝の問題に関しては，それほど混乱する余地はない。思うに，たとえ結果として心理的なものが現れるとしても，（たとえば，抑うつ的になりやすい傾向やヒステリー気質が，親から子へと伝達されるといった）すべての遺伝は身体的なものである。精神の基盤は身体にあり，発達においてもまず始めにくるのは身体である。精神は，身体的に機能していることを想像力で補うこと（imaginative elaboration）として始まる。その最も重要な役割は，過去の経験，潜在的な能力，現時点での認識，将来への期待を結び付けるものである。このようにして自己が存在するようになる。精神は，脳と脳が機能することからはなれては，当然のことながら存在することはできない。

　人格特徴や精神医学的な人格類型や障害を起こす傾向の遺伝は身体的なものなので，遺伝形質によって精神療法は限界を設定されることになる。このような限界は神経症の治療においてはあまり重要なものではないが，精神病の治療においては比較的重要であり，健康な人，すなわち（言葉の定義からいえば），本来備わった状態に最も近い形でこの世界に存在している人びとの精神分析においてはとりわけ重要なものである。

遺伝疾患傾向のなかのあるものは，臨床的に後になって出現するものが含まれているので，遺伝性の疾患であっても，先天性であるということではないことは銘記すべきである。

先天性疾患

遺伝は受胎以前に存在する因子と関係する。先天性疾患とは，出生過程の最後にあらわれるもののことである。

先天性という言葉は，二群の疾患を指す。一つは出生の時点より以前，子宮内の時期に存在している疾患や障害である。もう一つは出生過程そのものの後遺症である。

小児科医は，発達の障害（一例として，妊娠2カ月目の母親の風疹感染による知的障害），整形外科的な奇形（たとえば，先天性股関節脱臼，内反足），母親由来の感染症（たとえば，先天性梅毒や分娩期の淋病感染），母親と赤ん坊の血液型不適合，分娩の遅延による脊髄や場合によっては脳の傷害（母体の狭骨盤，遅延した陣痛による過度の仮死状態）などとして考える。小児科医は広範な領域にわたって高度に専門的な仕事をしているので，身体的には仮死にもショックにも陥っていない奇形のない健康な幼児が，出生時にどのような（心理学的な）経験をするかということに関心を持っていることは求められていない。

近年，分娩を安全な身体的経験にするという所期の目的をほとんど達成した産科医が，出生の心理学に関心を持つようになった。しかしながら，大部分の研究の対象は母親の心理学であり，今までのところ研究の成果は，恐怖からの自由，という言葉で大体要約することができるだろう。これは真心のこもった指示によってもたらされるが，その結果，母親はリラックスした状態になれるのである。一人の医師と一人の看護師に対する個人的な信頼が母親の主要な支えであり続けるのだが，このことが常に言及されているわけではない。産科医も助産婦も，幼児が生まれる時点で幼児の心理学に関心を向けることを求められていない。母親自身も，自分の赤ん坊が生まれた時点で

パイオニアとなるのに適した位置にはいない。しかし，母親は自分の赤ん坊の心理が考慮されねばならないことは知っている。彼女が理解されていることを見いだすのはいつであろうか。小児科医と産科医が幼児の心理学を研究する気になるまでは，心理学者がその作業に参加しなければならないだろう。

　機能する器官としての脳の発達に伴って，経験が蓄積されるようになり，個人的な身体記憶が集まって，新しい人間存在が形成され始めるようになる。子宮内生活における胎動が重大な意味を持つこと，そしておそらくは無言のままの子宮内生活の平穏さが重大な意味を持つことには充分な証拠がある。

　出生のいずれかの時点で大きな覚醒が起こる。われわれは，未熟児と過熟児には違いがあることを銘記しておかなければならないだろう。前者は生きていく準備ができておらず，後者はすでに準備ができているのに待たされているために，欲求不満の状態で生まれることになりやすい。

　しかしながら，概して「先天性」という名称で一括りにされる障害に，幼児自身の心理が影響を及ぼすことはないだろう。その一方で，出生時の出来事は，子どもの心理に多大の影響を及ぼす。このことに関する研究は，人生の一番最初の状態にある人間を読者に紹介した後にする予定である。

　赤ん坊が生まれ出るや否や，赤ん坊の心理が身体的健康に及ぼす影響はたちまち現れる。

摂取障害

　摂食すること（feeding）の確立が，すべて反射の問題であるということはあり得ない。母親の情緒的状態が，赤ん坊がお乳を吸う能力に影響するという事実はよく知られており，生後すぐの時点からさえ，食事を取りやすい赤ん坊もいれば取りにくい赤ん坊もいる。食べることが開始することとそれが継続することの心理に関しては，語るべきことがたくさんある。そうかといって，小児科学の領域で従来より広範に研究され続けている食べることの身体的側面から目を逸らそうというのではない。この主題の研究をすすめて

いくには，他の何にもまして，（生理学，解剖学，神経学，生化学を含む）身体的側面について膨大な知識を持っている者と，心理的側面について少しばかり知り始めた者との間の共同作業と理解が必要とされるであろう。医師でない心理学者にこのことを分かってもらうために，私は「食道短縮」(short oesophagus) と呼ばれる比較的稀な状態を挙げたい。この身体的な奇形は摂取障害を引き起こし，特に嘔吐しやすくなる。体位によって症状は変化する。時間が経過するうちに，この状態は自然に直っていく傾向があるので，その時点でどんな手立てをとっても，その方法によってよくなったのだと言うことができる。そうした方法のなかには，マネージメントのためのアドバイスの性質を持ったものから，母親に対する精神療法までが含まれる。幼児心理学を研究する者は，身体疾患とその経過を無視することはできないのである。しかし幸いなことに，彼らは身体的側面に関して完全な責任をとる必要はないのであり，その責任は2種類の専門家の間で分かち持たれるべきなのである。

　年長の幼児における摂取障害の場合には，心理学の位置はいっそう自明のものとなる。幼児は気まぐれなのが正常であり，差し出されたすべての食べ物をきちんと食べる幼児には何らかの疾患が考えられる。そのような事実があった場合には，その理由を検討しなければならない。極端な場合には，あらゆる年齢の幼児において，年長の子どもの場合と同様に，食物供給装置としての自分に非常に積極的な抑制がかかり，致命的な結果を招くことすらある。健康な気まぐれと病的な抑制の間には，さまざまな段階がある。

　身体的なものと心理的なものとの間には，あらゆる種類の混合がある。ありふれた例として，先天性の口蓋裂の子どもの場合が挙げられる。彼らは，通常の方法では食べることを楽しむことはできず，繰り返しの手術と母親からの分離に晒されることをさけることはできない。幼児の情緒発達は影響を受けるが，必ずしも完全に損なわれるわけではない。なぜならば，医師や看護師が幼児の悩みの意味を簡単に見抜くことができ，その結果，環境によって引き起こされる混乱に，手を打つことができるからである。幼児の悩みの

意味が認識されたときは一般に，医師と看護師は，特別に心理学の知識があるかどうかにかかわらず，幼児期に始まるような心理的な病気の予防に，多大の貢献をすることができるだろう。

排泄の障害

　ここでは，心理的なものから身体的なものを区別することにあまり困難はない。排泄器官が変形したり障害を受けている稀な場合を除いては，障害された排泄機能は，素直に情緒の葛藤が身体によって表現されたものと考えられる。

事故

　物差しの一端には，純粋に偶然の出来事がある一方で，反対の端には事故に遭遇しやすさ（accident-proneness）という，精神障害としてはうつ病群に属する状態がある。同様に，不当な扱いを受ける者のなかには，迫害されるニードを持つ者が常に含まれ，この迫害されるニードは，パラノイアと呼ばれる精神疾患の基盤となるものであるが，幼児期の驚くほど早期に，実際には生後非常にすぐに現れるのである。

　感染症に関して言えば，ある種のものは完全に身体的状態に依存している。たとえば麻疹などで，麻疹にかかったことのない子どもは，発病した誰かから病気をもらう。その一方で，ある種の感染症には情緒状態が影響を及ぼす。たとえば，肺結核の経過とうつ病期の経過とは，結核の外科学的なタイプはあまり関係がないものの，密接な関係を持つことがある。肺炎は，特に抗生物質が発見される以前の日々においては，生きる意志がどれほど有るかのテストのようなものであったので，回復するかどうかはかなりの程度まで，看護にかかっていた。かつて看護師は，肺炎患者の治療に成功することを通してたいへんな満足を得ることができたが，彼女たちは自らのパーソナルな献身が，しばしば患者を救うことを知っていたからである。今日の看護学生は，肺炎の治療が比較的機械的な方法でなされるという現実によって，

多くのものを失った。

まだよく分かっていないもののカテゴリー

　ほとんどすべての身体疾患は，ここにあげたいくつかのカテゴリーに当てはまる。しかしながら，医療関係者でない読者には，身体の病気には本当は身体的な原因があるが，いまだにその原因が理解されていないものがあることを，思い起こしてもらうことが必要であろう。一つの例が「新生物」*である。一般的な病気であるリューマチ熱と舞踏病の原因も，いまだに分かっていない。

　身体的原因が今までのところ見つかっていないからといって，単純にその疾患が心理的なものであるという意味ではない。このことは，リューマチ熱，とりわけ舞踏病が，時として情緒的なショックや急な悲嘆の後で起こるという事実をもってしても，揺るがない。

アレルギー

　分類することがいっそう困難なのが，「アレルギー」という名で総称される疾患である。アレルギー，言い換えるとさまざまな因子（たとえば，枯草熱における花粉）に対する組織過敏性に関して熱心な研究者ほど，他の大部分の観察者が主に心理学的な要因から起こると考えている膨大な症状群を，説明できると主張する。一つの例が喘息である。喘息は，おそらくは吸引した物質に対する気管支筋の純粋に身体的な過敏性によって引き起こされる，身体機能の障害である。しかし，喘息発作が純粋に心理的な現象でもありうることは，（精神分析のように）毎日行われる規則的な精神療法のもとで，喘息の子どもをじっくりと観察したことのある者ならば，誰でも同意することである。喘息は境界線上の障害**の良い例であるが，心理学の研究者に，

---

　　*　癌の総称であり，癌腫，肉腫，およびおそらくリンパ腺腫，白血病が含まれる。
　**（訳注）　原文は borderline disorder であるが，境界例のことでないことは文脈からも明らかである。

身体的な素因が関与していることと喘息と幼児湿疹との間にも関係があることに注意を向けさせることは，身体の医師にこの病気は心理学的であることを思い起こさせるのと同様に，必要なことだろう。

アレルギーは，一般的な原則から大きく外れたものであることが明らかになったので，アレルギーという言葉は，主に臨床症状の記載に限って有用と見なされるようになった。心身症に対して有望な戦線を提供するかに思えたアレルギーに関する仕事は，生理学や生化学に道を開くよりは，心理学へと導かれていったのである。個々の症例における因果関係は別にしても，喘息が精神障害の製造者となりうるということは，忘れてはならないことであろう。なぜならば，子どもや大人が（原因は何であるにせよ），喘息に罹患することで，彼らはそれに特別に適応するようになるからである。

精神が身体とその機能に及ぼす影響

健康な身体が，子どもの情緒発達にとって大きな価値のある保証となるように，健康な情緒発達は，子どもの身体的な健康にとって意味がある。

正常な情緒発達における緊張や歪み，そしてまた精神の異常な状態のあるものは，身体に不都合な影響を及ぼす。

本能が自由であることは，身体の健康を増進させる。そしてこのことから導かれるのは，正常な発達においては，本能に対するコントロールを増大させるために，身体が多くの面で犠牲にならなければならないということであり，本能の自由は子どもの社会化の過程において通常制約を加えられるものである，ということである。ここで忘れてはならない原理は，精神の葛藤が比較的意識化できるところでは，本能は自己コントロールによって対処される，ということである。本能の要求と，外的現実，社会，良心による要求との間の妥協は，被害を最小限にすることによって果たされる。他方，抑圧された無意識において，衝動と自我理想との間に葛藤がある場合には，結果と

して起こる制止，不安，強迫はより盲目的なものであり，環境に対する適応能力も低く，身体および身体の過程と機能に対してより有害なものとなる。

　子どもの身体は，大きなストレスに耐えられるようにできている。しかし，まったく同じストレスが成人の時期まで引き続いた場合は，徐々に非可逆的な身体変化，たとえば，本態性高血圧，消化管粘膜の一部分の潰瘍，甲状腺の機能亢進症などが生じる。

　精神の葛藤によって始まったこうした非可逆的な身体変化も，後の段階になれば，内科医，外科医，内分泌科医によって取り扱われなければならなくなる。そしてこのことは，たとえこの時期に精神療法が成功裡に行われている場合でも，当てはまることである。初期の段階で行われた精神療法が成功していれば，内科医や外科医の助けを借りる必要はなくなる。

第4章
精神(心)-身体の領域

　われわれが，精神-身体の問題を解明しようと考えるのは，成人を対象とした医学においてよりも，小児科学においてである。心理学的な現象に伴ったあるいは二次的な身体組織および身体機能の変化の研究に，子どもは最適な材料を提供してくれる。

　心身医学は，医学の研究と治療の一つの部門となったが，不幸なことに，密接な関連がある三つの他の部門，すなわち，精神医学，一般内科学，精神分析から，切り離されてしまった。こうしたことが起こった理由は，心と肉体（body）という言葉を，あたかも正反対の現象を記述するものとして用いるようになった理由と同様と思われる。人間性は，単に心と肉体の問題なのではない。それは精神と身体の内的な関係の問題であり，心は精神-身体の機能の縁で活躍するのである。

　心身の障害は，精神状態と関連した身体もしくは身体機能の変化である。こうした変化は，小児科の臨床領域で一番よく研究されているが，それはただ単に条件が子どもの場合にはより単純だからでなく，成人の精神状態を，対象となっている個人の子どものときの状態に関係なく理解することは不可能だからである。

　心身症の基礎は，生理学と呼ばれる，生きたままの解剖学である。組織は生きており，全体としての動物の一部分であり，その動物の変化する精神状態からの影響を受ける。

事態を複雑化する要因としてまず検討されなければならないのは，活動と休息に基づく生理的な変化である。次に検討されるべきなのは，部分的な興奮と全般的な興奮に基づく変化であるが，全般的な興奮は，準備状態，絶頂，回復期の三相によって特徴づけられている。全般的な興奮の研究においては，全体としての精神との関係を抜きにして組織を考えることはできない。いったん全体としての精神が受け入れられると，生理学は欲望と怒りに特異的な変化や，その人間に特異的な，念入りに仕上げられた空想の一局面としての，愛，恐怖，不安，悲しみやその他の感情に関係するようになる。

こうした作業のすべてにおいて，精神-身体の研究者は，意識的，無意識的な空想に関心を向けているのであるが，これはいわば精神の組織学というべきものであり，それぞれの個人によって特異的なのだが，すべての身体的機能を想像力で補おうというものである。たとえば，二人の人が指を振ったとして，解剖学者と生理学者にとっては，その二つの出来事には，本質的な類似性がある。しかしながら，精神-身体の研究者にとっては，この行動の解剖学と生理学に，その個人にとってのこの行動の意味の理解が付け加えられねばならない。そしてその結果として，指を振ったことは，その行為をした個人のそれぞれにとって，異なったものとなるのである。

それ故，あるところでは生理学と心身医学とは，静かに溶け合っている。それには，精神に対する緊張や圧迫に伴う身体的変化の生理学が含まれる。初めに，社会化の過程に必然的に伴う制限が加わるが，続いて病理的な，精神の無意識的な葛藤や抑圧に伴う制限や禁止が加えられる。

最後に言うべきことは，心身医学においては，精神と身体が密接に関連していることを前提とすることはできない，ということである。心身医学は，精神と身体の関係が緩んだり失われたりする重要かつ一般的な状態を考慮に入れておかなければならない。

小児の心身医学の詳細な研究は，人間個人の情緒発達の完全な表現ができて初めて可能になる。

こうした実際にある，非常に広範囲にわたって臨床的なグループを構成す

る疾患を理解するためには，あらゆる程度と種類のすべての心理的な疾患にふれなければならず，人生に本来伴う内的な葛藤を含めて考えなければならないだろう。こうした葛藤は本能の統御のために，また個々の人間個人が徐々に社会化していく過程で生じる衝動とのパーソナルな妥協のために本質的なことであると思われる。

　健康な状態に関する小児の心身医学には，主に二つの見方がある。一つは，身体的な健康が精神の機能と発達に及ぼす影響をみるものであり，もう一つは，精神的な健康が身体の発達と機能に及ぼす影響をみるものである。

　不健康な状態に関しても，二つの見方がある。身体的不健康の精神発達に及ぼす影響をみるものと，精神的不健康の身体発達に及ぼす影響をみるものである。

　こうしたことの理解はすべて，発達しつつある身体的に健康な人間の研究を基盤としている。なぜならば，このような複雑な研究をそもそも成り立たせているのは，身体疾患が存在しないという前提だけだからである。原因となる身体疾患がないという仮定のもとに，はじめて一人の人間において精神と身体が徐々に織り混ぜられていく過程が検証され，何らかの基本原則が定式化されるのである。

　情緒発達は苦痛であることが正常であり，それは葛藤によって強調されることが知られている。本来の身体疾患がない場合にも，身体が病むことがあるのはこのためである*。このように，心身症の研究は，心理学を通じて，また，精神的なトラブルが人間の身体的な部分に及ぼす効果を観察することを通じてなされなければならない。このような方法がとられなければならないが，内科医はこうしたやり方を好まないであろう。彼らは，身体疾患についての自分たちの知識を，そのまま心身症に適用できたらと望むだろう。しかし，それはできない相談である。研究の自然な進め方は，まず，いかなる身体疾患からも，身体的な制約からも自由な，子ども（もしくは成人）の心

---

　* 改訂のためのノート：心身症が，知性化や，離人症に逃避することに対抗するものとして，ポジティブな意味を持ちうることを，確認しておくこと。

身症を研究することである。その後初めて，すなわち原理が理解されて初めて，身体疾患が理解され，それらの精神に及ぼす効果も理解可能となるであろう。身体医学は，医師の責務を限定するために，人工的に保持された境界を持つ領域であると考えることができる。身体医学は，心身医学と自然に溶け合っていくのである。

　人間の精神的な部分はさまざまな関係，すなわち身体や，外的世界との関係や，内的な関係などと関わっている。あらゆる種類の身体機能について想像力によって補うことと記憶の集積とを基盤として，精神は（脳の機能に特異的に依存することによって），経験された過去と，現在と，予期される未来とを結びつけ，人間の自己感覚に意味を与え，身体のなかに個人はあるというわれわれの認識を正当化する。

　このような方法で発達する精神は，外的な現実と関係するための位置を占める何ものかになり，外的現実を創造することも認識することもできる何ものかとなり，質的にも充実して環境から影響を受けたという説明で事足りる以上のものとなり，適応することができるばかりでなく，適応することを拒否することもできるようになり，選択する能力として感じられるものが備わった存在となる。

　これらはいずれも，成長による現象と自動的にみなされることはない。確かに，生来的な発達因子はあると言えようが，早期の段階では，適応的な環境に対して依存する部分があまりにも大きいために，この成長の因子は取るに足りない存在とみなされるのである。身体の発達においては，成長因子はより明確なものである。一方，精神の発達においては，すべての時点において失敗が起こる可能性があり，環境による適応がある程度失敗することによって歪曲のない成長など，実際のところありえないとさえ言えるのである。

　精神-身体の発達は，徐々になされるものであり，独自のスピードで起こるものであり，仮に成熟という言葉を年齢相応のものとして使うことが許されるのならば，成熟とは健康であり，健康とは成熟である，ということにな

るだろう。成長の過程は全部がとり行われなければならないが，その経過上ギャップやジャンプがあると成長の歪曲が起こり，あちこちで遅れたり早すぎたりすることが傷痕を残すことになる。

　小児の心身症がいったいいつから始まったのかとか，人間性そのものがいつから始まるのか，ということに関してこれ以上議論しても何も得るところはないだろう。ただ一つはっきりしているのは，受胎の日だけである。出生の日時が重要なのは当然のことであるが，その日以前にたくさんのことが生じているのであり，このことは特に過熟児の場合に顕著であるが，出生の時点ですでに個別性（individuality）があることが歴然としていることは，経験を積んだ看護師ならば，一卵性双生児の場合に例外的に類似していることに直ちに気がつくことからも明らかである。生後第2週の終わりまでには，赤ん坊にはまったくパーソナルな出来事が山ほど起こる。養子縁組が比較的容易になる年齢になっても，そうした赤ん坊はすべて，養子先の両親が，幼児が本来の両親のもとで最初から育てられた場合に経験することとは本質的に異なるマネージメント上の問題を持っていることに現実の経験を通して気づくのである。

第II部

人間の情緒発達

はじめに

　あらかじめ小児の心身医学の領域を検討したことで分かったことは，個人の情緒発達を理解することの必要性である。身体的な側面に関しては，小児科医はすべての基礎に解剖学と生理学があるとみなしており，精神的な側面に関してもそれと対応する原則が働いているに違いないと考えるのである。しかし，高等でアカデミックな心理学は，その解答を出してはくれない。唯一の解答は力動的な心理学，言い換えると精神分析によってもたらされる。

　ここで，精神-身体の発達を研究することが必要となるが，この精神-身体は心の機能を持つことによって，少しずつ自己意識を持った個別の人間になっていくのである。この人間は，環境とただ関係するばかりでなく，徐々に自分の環境の維持と再創造に参加するようになる。当面は，すなわち後になって身体疾患というさらに問題を複雑にする因子を含めても支障がないようになるまでは，一次的な身体疾患は存在しない，という前提のもとに話を進めたい。

　平均的な脳組織が備わっていることも前提とされるが，その理由は，知的障害や白痴は二次的に心理的な様相を帯びる身体的欠陥だからである。しかしながら，当面は心についても，心が精神-身体の縁飾りとして現れているという場合を除いては，除外して考えたい。

　受胎の時点から出発し，子宮内の生活を通り抜け，出生から情緒発達の原初的な段階，次に比較的原初的でない段階をゆっくりと生き抜き，よちよち

歩きの時期，潜伏期の子どもの時期，思春期を通過し，遂には世の中に参加する準備ができた大人となり，年をとって最後は死ぬという順序で人間の発達を記述することは論理的であると言えるだろう。

　私は，この第II部の記述を，最初の成熟の時期，すなわち子どもがよちよち歩きの段階の後期に達していて，対人関係の意味が全面的に明らかになってくる時期から始めることにした。私がここから書き始めるという方法を選んだ理由は，読者が，成人の神経症の起源はこの時期の個人に生じる葛藤に遡ることができるとしたフロイトの仕事をある程度熟知していることを前提とできるからである。

　早期の子ども時代についての，力動心理学による説明から始めて，私は時間を前にどんどん遡って，人間という言葉が子宮のなかの胎児を意味する，最早期のよく分からない状態にまで到達したいと思う。そのあとで今度は時間を下って，潜伏期と思春期の特徴を検討することができるだろう。

　それ故，私の力動心理学的な記述は，以下のテーマに分かれるであろう。

(a)　対人関係とそれに付随する問題点。
(b)　個人特有のユニットとしてのまとまりと，思いやりの能力の達成。
(c)　いずれもプリミティブな作業である，
　(1)　自己の統合，
　(2)　精神-身体の生活様式の確立，
　(3)　錯覚を通した現実との接触。

　読者は，私の説明のある部分を読む際に，他の部分はわざと除外してあるのであって，忘れられてしまっているのではないことに留意して欲しい。ある部分の言い回しが，他の部分には当てはまらないということもある。

　発達段階を排除した私の見方は，非常に人為的なものである。実際には，人間の子どもは，ある一つの段階が優勢であるということはできるとしても，常にすべての段階にあるのである。原初的な作業は決して完成しないだ

ろうし，本来幼児の養育に関する問題であるこの不完全さは，子ども時代を通して，両親と教育者への挑戦となるだろう。同様に，無慈悲な状態から思いやりの状態への転換のときに，また過去，現在，未来を統合する能力が生じたときに，精神に加えられる重荷もまた，あらゆる年齢のすべての子どもたちの両親や教育者の関心を非常にひくことであろう。しかし，これも本来は，ちょうど幼児が「離乳」の準備ができた時期，すなわち幼児が（ある一つの意味においてであるが）失われたものを完全に失うことなしに失うことに対応できる時期に，幼児をケアする者に関係することである。

こうした早期に始まる問題の方が，私が第1章で取り扱おうとする主題よりも，心理学の本の読者の関心を引くということは，たいへん興味深いことである。成長するにつれて，複雑にもなり豊富にもなった対人関係を持つことになった子どもが後になって起こすトラブルは，その本質において，それぞれの子どもにとって，より私的なことであり，（子どもが成熟するに従って）依存性とのかかわりはますます低くなるのである。子どもの症状は抑圧によって生じているのであり，神経症的な障害の原因は何かしら本質的に無意識的なものであり，それに対して行いうる唯一の方策は子どもに精神療法を受けさせることであると伝えたところで，（それがまったく正しいことであるとしても）両親や教育者には役に立たないばかりか，怒りさえかき立てる（いずれにしても精神療法は，おそらくその機会に恵まれないか，あまりに費用がかかりすぎるだろう）。

エディプス・コンプレックスという言葉で概念化された真実に，両親や教師の側が我慢できない気持ちになるのも，あながち「抵抗」とばかりはいえない。（主として本書の第Ⅰ部に含まれる）こうした事実は，人びとを当惑させがちである。一体，自分たちに何ができるというのか。その一方で，幼児期から持続している子どものニードに対しては，両親や教師たちは，通常の子どものケアや教育のいくつかの側面を強調することによって，ごく普通に処理されているのである。

しかしながら，4歳の子どもの内界で起きていることを理解することは，

たとえ関係している大人のとる行動が，目の前にあらわれている症状の治癒に役立たないとしても，有用なことと考えていいだろう。もしそれが幼児期の課題や幼児のニードのみを考えるということにとどまったならば，人間の子どもの理解は欠陥があるということになるだろう。エディプス・コンプレックスの苦悩の真っ直中にいる子どもにとって，理解されることは，仮にその理解が役に立つ行動に結びつかずただ同情だけ呼んだとしても，明らかに価値がある。

第 1 章
対人関係

最初に述べること

　人間の心理学研究の最初の部分は，対人関係を取り扱うものであるが，神経症の治療に基づいた最近50年間のよく知られた仕事に直接由来するものである。その考えは，ほとんどすべてフロイトもしくは彼の方法を適用したものであり，その方法を彼は精神分析と呼んだ。私がここで述べようと思うことはすべて，現在手に入る膨大な文献のなかですでに述べられている。しかしながら，読者が一人の人間によって主題全体を総括したものを読むことができるようにするために，私は自分の言葉でこのテーマについて述べることを避けることはできない。

　ここで述べることはすべての精神分析家に当然のものとして受け取られている精神分析理論の一部である。そしてこれがあるがために，理論と実践における現代の発展に対して相当に異なった見解を持つ分析家たちでも，根本的なところにおいては団結していると感じることができるのであり，その結果，実際上すべての分析家から構成されている精神分析インスティテュートが創設されてわが国における訓練体制を作ることができ，精神分析を実践する資格を与えることができるのである。研修生たちは，より研究的なテーマであることが明確な事柄に導かれる以前に，この基礎的な理論を教わるのである。

　完全な人間同士の関係については，ほとんどすべての局面がフロイト自身

によって触れられている。それ故，実際問題として今や，すでに受け入れられていることに対する新しい見解を述べること以上には，このことに寄与することは非常に難しいのである。フロイトは，無意識の力と実在性を指摘すること，症状形成の根底に必ず見られる葛藤，苦悩，痛みに到達したこと，さらに場合によっては傲慢にも，本能の重要性と幼児性欲の意義を提唱することによって，われわれを不愉快な目に合わせたのである。これらのことを否定したり無視したりする理論は，役に立たないであろう。

　子どもは成長するという考え方，情緒発達と身体発達はお互いに絡み合っているという考え方は，子どもの心理学の教育において主流になっているが，それは当然のことだろう。このことのために，心理学では現状を検討してみても，役に立たないのである。ある一つの時点における現状には，過去と現在に属する部分があることは歴史の場合と共通である。これは根本的な重要性をもつ観察であり，この原則に従うことによって，精神分析家はアカデミックな心理学，精神病院の精神医学，一般医学の足枷から逃れることができたのである。

　小さな子どもの心理学に関してここで述べたことは，子どもが一人の完全な人間となり，全体的な人間たちと関係を持つようになる時点までは，健康に発達していたことを当然の前提としている。われわれは，こんなにも多くのことを当然のこととするのはいささかわざとらしいことを知っている。また，このような記述が，突然ある時点からあてはまるはずがないことも知っている。どの発達段階も，到達しては失われ，また到達しては失われる。ある発達段階を達成しても，それは徐々に事実となるだけであり，しかも特定の条件のもとのみに限られている。こうした条件は少しずつ重要性を失うであろうが，たぶん決して無視できるようにはならないであろう。しかし，以前の発達の成就を当然のこととして前提とすることができることが大事なのである。より複雑なものがより単純なものから発達するにちがいないからである。

　神経症とその小児期の起源の研究に基づくことによって，健康な子どもを

完全に理解することができると主張するのは，馬鹿げたことである。健康な
幼児期の発達を前提とすれば，神経症の症状形成の理解を通じて，健康な子
どもを研究するのは優れた方法であるという主張は，それほど馬鹿げたもの
ではない。その理由は，神経症において組織化された防衛は，不安へと至る
道を指し示すものであるが，そうした不安は神経症症状の根底にあるばかり
でなく，健康の表現の強さや特質を決定するものでもあるからである。

　成人の分析において，神経症症状の起源は，通常，潜伏期以前の緊張と歪
みの時期，すなわちその成人が2〜5歳の子どもだった時期にまで遡ること
ができる。そこでわれわれは，情緒発達過程において何が起こるか検討する
にあたってまず初めに，この年代の子どもに目を向けることにする。

　理論上の極限状態を議論することは，この方法を混乱させる可能性があ
る。一方の極には完全な幼児期があって，神経症障害から自由な，完全な子
ども時代の基礎となる。反対の極には歪められた幼児期があって，その歪み
は後のあらゆる段階における正常または健康な発達を不可能にする。それで
は神経症的な防衛を形成する子どもは，どこに位置付けられるのであろう
か，という疑問が起こるであろう。両極の間で，われわれは通例，神経症に
罹りやすい傾向が見られるものの，適切なマネージメントによってそれを食
い止めることができる比較的健康な小さな子どもたちと，おそらく何らかの
症状形成なしには成長できないものの，健康ということで過ごすことができ
る神経症にかなり罹りやすい小さな子どもたちを，見出すのであろう。後者
に分類される子どもたちは特に，持続的で安定した情緒的環境次第である。
後者に分類される子どもたちと，精神病という診断の範疇に入る子どもたち
の間には，見かけ上は神経症的であるものの，治療によって非常に根本的な
幼児期の情緒発達の問題が現れて，精神病という言葉で呼んだ方が適当であ
ることがやがて分かる病気の子どもたちの一群を，付け加えるべきであろう
（次頁の表を参照）。遺伝的な因子がこの分類に直接影響するので，その関与
によって分類の整然とした印象が歪み混乱することは理解されるだろう。

　比較的健康な（年齢相応に成熟した）幼児は，自己意識を持ち，他者の存

幼児期	2〜5歳
1. 完全な幼児期	この時期に精神的な歪みを生じることはありそうにない。
2. 不完全な幼児期	神経症的な不安の基礎を与える。
3. 歪んだ幼児期の発達	神経症的障害を起こしうる。
4. 歪んだ幼児期の発達	精神療法の経過中もしくは「破綻」の時期に現れる精神病的な本質に加えられた神経症的な修飾。
5. 歪んだ幼児期の発達	神経症的な性質の疾患が発達するのに十分な健康すらこの時点では与えられていない。すなわち，幼児精神病がすでに現実となっている。

在を意識することができる，全体的としての人間としてある段階へ，成長していくことができる。こうした子どもたちの日常生活には，（ありとあらゆる段階の）幼児期のものへの固執として無視されるもの，それ故ここでは議論の対象とならないことが山ほどある。

家族

子どもが同時に三人の人物，すなわち自己と二人の他者の存在を識別することができる発達段階に到達するのは，たいていの文化では，家族という状況設定においてである。家族のなかで，子どもは一歩ずつ，三者関係からあらゆる程度の複雑さを持った関係へと進んでいくことができる。人間の経験のさまざまな困難もあらゆる豊かさも，単純な三角形で現されるのである。家族というセッティングのなかで，二人の両親は，時間の連続性，すなわち子どもが受胎したときから青年期の終わりを特徴付ける依存の時期の終わりまで続く連続性もまた提供することができる。

本能

健康な早期の子ども時代の手掛かりは，（幼児期から残された重要なもの

によってさまざまな制限を伴うものの）本能である。本能とその発達の詳細な研究が必要なのはこのためである。

　本能とは，幼児や小児の生活に現れては消え，行動を起こさせる，強力な生物学的な衝動に与えられた名前である。本能が刺激されることにより，子どもは他の動物と同様に，欲求が究極的に頂点に達したときに，全開の状態となった本能を充足させる準備をする。欲求が頂点に達したときに満足が与えられれば，快感という報奨と本能からの一時的な解放が生じる。不完全な，あるいはタイミングの悪い満足は，不完全な解放や，不快感と，欲求の波の間の非常に重要な休止期の欠如を引き起こす。

　ここで述べたことに関しては，本能欲求の種類によってたいした違いは起こらないし，人間と動物でもたいして違わない。ここで，本能の分類に関する議論を始めても意味がないだろう。本能は一つなのか，それとも二つあるいはそれ以上多数の本能があるかどうか決定することは必要ないだろう。これらはすべて，どちらでもいいことである。

　人間の幼児と子どもは，（機能している脳があることが前提となるが）すべての身体機能を想像力で補う（imaginative elaboration）のであるが，このことは，動物でどんなに興味深いことが見られようともそれ以上に人間の子どもに見られるものであり，それ故，動物心理学で論じられることを人間に当てはめることは，決して安全とは言えない。この理由のために，動物心理学によって人間の問題を検討する際には非常に注意深くしない限り，人を本当に惑わすことになるだろう。

　本能の興奮を検討するにあたって，最も強く巻き込まれている身体機能を検討することは価値がある。興奮した部位としては，口唇，肛門，尿道，皮膚，男女の性器の一部分，鼻粘膜，呼吸器，筋肉組織一般，くすぐったい鼠径部と腋の下などがある。

　興奮は局所的であるとともに全体的である。全体的な興奮は，子どもの，自分は一人の完全な人間であるという感覚の一因となる一方で，発達の過程で達成される子どもの統合次第であるという面がある。

ある種のクライマックスにはほとんどすべての部位で到達できるが，ある部位ではより特異的な反応が起こる。

あるタイプの興奮の組織化が優勢になると，優勢な本能のタイプの観点からすべての興奮が想像力で補われるのである。小さな幼児では，摂取器官が優勢になることは比較的明らかなので，口唇タイプの想像に彩られた口唇エ・・・・ロティズムが，本能発達の最初の段階の特徴として一般に受け入れられる。

（幼児について言いうる他のすべてのことを，表現を明確にするために，この段階ではわざと触れていないことを，忘れないで欲しい）。

幼児期の間に，本能のタイプは発展し，幼児期のすべての段階において完全に発達してきたよちよち歩きの時期の子どもの特徴である，性器的で性愛的な興奮と空想が優勢になることによって頂点に到達する。最初の口唇期と，最後の性器期の間には，他の機能のさまざまな経験やそれ相応の空想の展開が見られる。肛門や尿道の機能は，その時期相応の空想を伴って，一時的に優勢になるか，もしくは恒久的に優勢となって，性格のタイプを方向付ける。

巻き込まれている機能と，それに伴う空想に従って，優勢な本能は次のように変化していく。

　　前性器期
　　男根期
　　性器期

最初は，あらゆるタイプの興奮を持ち，おそらくは性器的興奮は限局された，しかし未だ性器的な内容の空想は持っていない幼児がいる。ここでは男性と女性は，必ずしも似ていない必要はない。

二番目に，男性性器が中心テーマとなり，それが勃起し，間欠的に感受性が強まる中間の段階がある。この段階においては，女性であることは負の存在ということになる。そしてこの段階があることが，男と女の幼児の間の分

かれ道を画する。

　三番目は性器期であり，そこでは，思春期に男性と女性の行動として再現されるものすべて（たとえば，貫通する，貫通される；妊娠させる，妊娠させられるなど）を含んだ，空想が豊かになる。

　かつては，前性器期から男根期，性器期へと発展が見られるという考えを早期の発達段階にも適用できると考えられ，その結果，前性器期段階自体が次のように分割された。

前性器期　　口唇期　　口唇エロティズム期（吸う）
　　　　　　　　　　　口唇サディズム期（噛む）
　　　　　⎰肛門期　　肛門エロティズム期（排便する）
　　　　　⎱　　　　　肛門サディズム期（コントロールする）
　　　　　　尿道エロティズム，サディズムにも変更可能

発達段階をさらに分割することさえ試みられた（アブラハム）。この幼児期の本能生活の理論に関する仕事全体を投げ捨ててしまうことが，賢明でないことは確かである。しかしながら，私はここまで故意に他の表現方法を排除してきた訳であるが，今ここで，発達理論のこの部分への影響ということに関して，その後の仕事を考慮に入れることが必要であると私は思う。

　（この発達理論に対する）異議には，以下のものがある。

　(1)　口唇活動の空想が，初めは性愛的なものであり（すなわち，サディスティックなところがない，言い換えれば，前両価的であり），その後になってサディスティックで破壊的になる，すなわち両価的になる，ということには確証がない。無慈悲な状態から出発して思いやりを持つよう変化するのが幼児である，と言う方が相応しいであろう。両価性は，幼児のイド（あるいは本能）の発達に関係するというよりは，自我の変化に関係するのである。

　(2)　肛門期は非常に変異が大きいものなので，口唇期，性器期と同等に扱

うことには困難がある。たとえば，ある幼児にとっては，肛門の経験は，興奮した瞬間における排便に関連した性愛的なものとなる。別の幼児においては，おそらくは浣腸による肛門の受け身的な経験を通して，置き換えられた口唇エロティズムが見られる。また別の幼児にとっては，排便訓練，もしくは肛門痛（裂創による），または剝奪（排便するのに相応しい場所の喪失）が原因となってコントロールすることが主な要素となる。

　(3)　肛門の経験は，尿道の経験と同様に，内容物の排泄という観念に支配されている。そしてこの内容物には，前史がある。それらは体内にあったものであり，本来は口唇の経験の副産物である。そういうことから，肛門（と尿道）の経験は，単なるイド発達の一つの段階より以上の意味を持つものとなり，厳密に分類したり時間をあわせたりすることはとてもできない。しかしながら，イド発達の分類で前性器期と命名されるもののなかでは，口唇的な性質がさまざまな肛門期的な（および尿道的な）性質を凌ぐのは事実である。

　皮膚エロティズムをこの図式に持ち込むことはできないのは，これが部分的に口唇，肛門，尿道（エロティズム）からはみ出すものだからであるが，皮膚を強調しすぎることは，自我機能不全を巻き込み，ここでの私の説明から外れる。

　読者は，可能な限り年代順に教えられたことを学んだ後は，こうしたことについて自分なりの意見を構成すべきであり，こうする以外に発達のある時点がどうなっているのかに関する理論を理解し興味を持つ方法はない。

　私は個人的には，以下に挙げた便利な図式（次頁）を好んで用いている。しかしこの図式は，イドの成長ばかりでなく，自我の発達まで含むものであるために，必ずしも正確なものではない。人間性の男性的側面においては，成熟した性的経験の時期において必要とされない前性器期のものを，人間性の女性的側面では必要とすることが観察されるであろう。

　前性器期の本能を分類しようとするこの試みには，何かしら本質的に不十

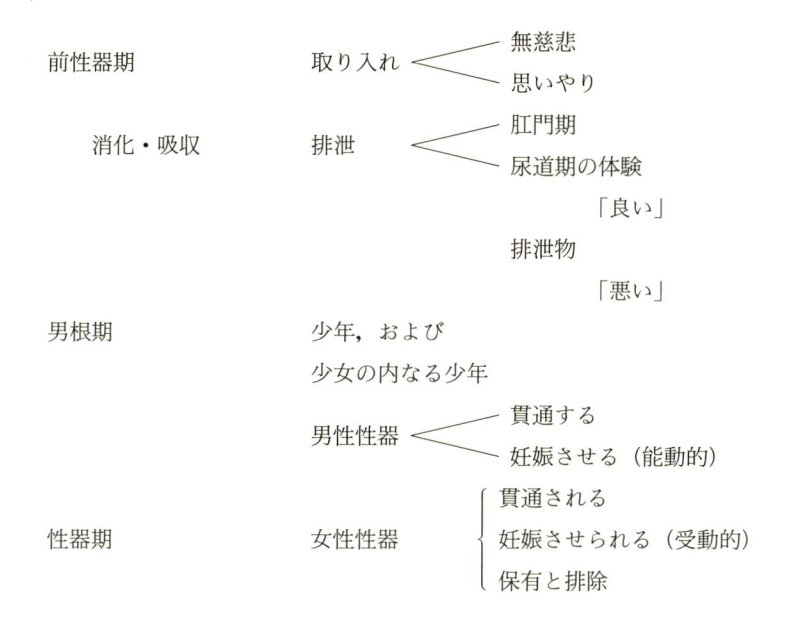

前性器期	取り入れ	─ 無慈悲 ─ 思いやり
消化・吸収	排泄	─ 肛門期 ─ 尿道期の体験 　　「良い」 　　排泄物 　　「悪い」
男根期	少年，および 少女の内なる少年	
	男性性器	─ 貫通する ─ 妊娠させる（能動的）
性器期	女性性器	｛ 貫通される 　妊娠させられる（受動的） 　保有と排除

分な点がある。これはわれわれが幼児期を，よちよち歩きの時期から遡ってみようと試みているために，幼児そのものを見ていないという事実と関係があるだろう。しかし，現段階ではそういう見方を，わざとしているのである。ここでは，健康に幼児期を通過し，現在は性器的な本能体験に関心を向けている，よちよち歩きの子どもを調べる，という作業を続けたい。ただ，性器期的なタイプの本能は前性器期的なものから発達すること，健康においては前性器期的なものは痕跡として見られるのに対して，不健康においてはそうした痕跡と関係する歪みがみられることには，留意しておく必要があろう。

　性器の機能を，想像力によって補うことにおいて，前性器期は引き続き重要である。しかしながら，少年（および少女の内なる少年）における男根期と性器期のそれぞれの経験にもとづく空想を，明解に区別することもおそらく可能であろう。最初の段階においては，勃起するという事実がたいへん重要であり，ここにあるのは何か重要なものであり，それが失われるのは恐ろ

しいことだという観念がある。勃起と感受性の増大は，積極的に愛される人間との直接的関係，または，愛される人間との関係を背景にしたライバル意識のいずれかとして現れてくる。第二番目の男根期においては，貫通することと，妊娠することというもっとはっきりした目的が生じる。そしてここでは，現実の人間が愛の対象となりうるのである。その現実の人間を，どの程度まで客観的にみることができるかは，後で論ずべき別の問題である。

男根期においては子どもの（見せびらかす）行動は，この空想の延長線上にあるのに対して，性器期になると，子どもの行動は不完全なものとなり，子どもは夢を行動化する能力が生まれるまで（すなわち，思春期まで）待たねばならないことを忘れてはならないだろう。この区別は重要である。なぜならば，このことは，性器期になると，子どもの自我は，膨大な量の欲求不満にも対処しうることを示唆するからである。競争相手である父親に去勢される恐れは，何もできないのではないかという苦悩の代替物として，むしろ歓迎されるようになる。

性器期が，前性器期的なものをたくさん集めていること，それと同時にまた，ここで人為的に用いている視点からは表現することができないものを集めていることが分かる。しかしここで重要なことは，勃起が対人関係の一部として起こるということであり，それには愛する人間の身体に非可逆的な変化を引き起こすという考えが伴っていることである。

膣についての小さな子どもの考えの発達は，文化的な要因により強く影響される。膣についての男の子の考えは，彼自身の口唇的（および肛門愛的）な欲望によって，またそれと共に，実際には開口部がないにもかかわらず，男の子にも相当する欲望が存在すると思われる膣への憧れと，まさに膣の感覚に相当する何ものかによって作られる。

女の子の場合には，完全に性器が成熟することや，妊娠や，授乳の能力が，夢や遊びの場面以外では，未だ遠い未来のことである間は，男の子よりずっと前性器期的なものに引き寄せられる傾向がある。これは，母親や女性と同一化する能力と結びつけて考えられるものであり，早い時期から，（た

とえば座り方などで）この同一化する能力を利用している文化においては，「女の子の内なる男の子」が，欠けているように思われることがあるかもしれない。しかし，女性の内なる男性は常に存在する重要なものであり，その結果を次の一連の言葉であらわすことができるだろう。

> 私はペニスを持っている。もちろん私にペニスは必ず生えてくる。私はペニスを持っていたのに，（興奮したことの懲罰として）傷つけられた。私は，別の人を通してペニスを使おう。男性に私の役を努めさせよう。男性が私を使用することを認めよう。こうすれば私は自分の欠けた部分を補うことができるが，完全であるためには男性に頼らなければならないことを認めなければならない*。このことを通して，私は自分の本当の女性器を発見した。

こうすることによって，女の子は，思春期ないしは成人期に，ひとまわりして女性になることができるのである。しかし，この道筋は不安定なものであり，同性愛的な方向などに発達していく機会はいくらでもある。こうやって女性の性を描写していくことによって，小さな女の子が不幸や苦痛を感じるところがいかに多いかを理解できるだろう。彼女たちは，自分の兄弟たちが見せびらかすのを見て無邪気に劣等感を抱き，自分の身体全体を男根をあらわすものとして用いたり，人形に赤ん坊の代わりに男根を見つけることによって，劣等感を償おうとするのである**。しかしながら，女性にペニスがないことや，男性が男根を有しているということから，男性の優位性を当然のこととするすべての解決策は不安定なものである。

われわれの文化がこの考え方を特別に育んできていることは，小さな女の子の膣の開口部に，名前も特別な重要性も与えていないことから明らかであ

---

* 男根期には，男の子は完全であるが，性器期には，完全であるためには，女性に頼らなければならない。

** 改訂のためのノート：男性の女性に対する羨望を対比させて述べるべきである。

る。男性器そのものを指し示す英語の単語はないが，育児において通常用いられている単語は無数にある*。その一方で，育児において，膣は通常，言語的に認知されない。

　男性に想像のなかで同一化することは，女の子に男性の機能に対する理解を深め，選び出された男性に対する個人的な関係を強める結果になる。

　女性の神経症の分析において，ペニス羨望を完全に認識しておくことは必要である。ペニス羨望は，それがまさに最も強力に作用しているところで，非常に把握しにくいのである。最も摑みにくいケースとは，治療の開始時にペニス羨望についてはまったく何も意識しておらず，女性の性的機能に基づいて大いに女性性を発揮し，その結果，すでに充分満足した主婦になっており，子ども，そしてときには孫のいる家族がもたらされている女性の場合であろう。

　女の子と女性において，ペニス羨望が非常に強力な衝動であることを無視することはできない。しかし，そうであるにもかかわらず，幼児期の非常に早期より，基本的な女性性と女性としての空想が始まることには疑いの余地がない。膣は，おそらく，幼児期に授乳された経験と，肛門の経験に伴って，活動的となり興奮しやすくなる。一方，真の女性器の機能は，実際に秘密にされるのでなくても，隠される傾向にある。ときには（たとえば，発達の非常に早期にも起こりうる剝奪に伴う強迫的な自慰におけるときで，その場合，外陰部の顕著な肥大を伴うことすらあるのだが），性器の性愛的な要素が誇張されることがある。しかし，通常みられる空想のタイプは，ものを集めることであったり，秘密を持つことであったり，隠したりすることなのである。肛門期の観点からは便を手放すことを躊躇する気持ちがあり，尿道期の観点からはため込む傾向が見られるだろう。しかし，性器期的な観点から言えば，性交したり妊娠したりすることができる母親や，より年長の少女

---

　* しかし，これをただ単に文化的な神経症である，と見なすことは正しくないだろう。小さい女の子が，女性の機能を，非常に早期から知ることを許されている文化が，女の子の最良の味方になるとは必ずしも言えないだろう。

との同一化を通して，その観念は最も顕著に表現されるのである。小さな女の子の遊び（play）は，その子が真に女性的である限りにおいて，母親として子どもを世話する傾向のタイプに含まれるのに対し，実際の生殖器の機能は，（男の子の場合にも，女の子の場合にも）男性における場合ほどには，明確でない。一方，男性の夢や遊び（game）では，女性の場合よりもっと傷つけることが起こるのである。

「内緒だよ（Can you keep a secret?）」という遊び（game）は，人間性のなかでは女性の側に属する典型的なものである。これは，穴のなかにものを押し込んだり，闘ったりすることが，男性の側に属することとちょうど対応している。女の子は，秘密を守れない限り妊娠することはできない。男の子は，闘ったり，トンネルに列車を押し通すことができなければ，自分から妊娠させたりすることはできない。小さな子どもの遊びのなかに，自分のなかで優勢な身体の機能を，想像力によって補っていることがちらりと見えるのである。特に，精神分析療法においては，子どもの遊びや言葉を通して，彼らの心的現実に非常に深くまで近づくことができる。

精神分析理論の主張を何か取り入れて，それを修正不能な最終的な見解であるかのように考える精神分析論文の読者がいるとしたら，彼らはすぐにたいへん不安になるに違いない。なぜならば，精神分析の理論は常に発展しているからであり，ここで研究対象としている人間の情緒状態と同様に，自然な経過として発展していくことだからである。精神分析理論を読むにあたって，女性の性器性（genitality）の早期の起源に関するテーマほど，歴史的な観点が必要な好例はない*。

精神神経症の研究から，女の子の発達について意見を述べる際に，ペニス羨望と，「去勢された男性」空想を避けて通ることは不可能であると思う。しかし，文献を調べれば，20年前には，女性の性器性に関しては，女性は去勢された男性であるという以外のものが精神分析理論に入り込む余地はな

---

* Jones, Ernest (1927): "The Early Development of Female Sexuality" と Freud, Sigmund (1931): *Female Sexuality* を見よ。

かったことが分かるのである。

　実際のところ，この章で扱おうとしているイドの成長過程に関する見解といったたぐいのことは，女性的な要素についてよりも，男性について述べることの方が妥当なのである。女性の機能や空想は，前性器期的な起源をより一層引きずっているものであり，個々の女の子が，女性というカテゴリーに溶け込むことは，個々の男の子が，男性というカテゴリーに溶け込むことに比べて，ずっと簡単なことと思われる＊。そのうえ，女性性を表現するためには，自分自身と母親の内部に関する子どもの空想の展開に親しんでいることが必要であるが，このことは別の領域に属するものであり，「情緒発達における抑うつポジション」という表題のもとに，論ずべきものである。こうした理由から，ここで女性の性に関して述べることはどんなことであれ，男性の性について述べることで男の子の描写をできるほどには，女の子を描写することにはならない。

　しかし，問題は残る。すなわち，健康な場合には，小さな女の子はおよそ1歳半から2歳の間で，小さな男の子の場合と同様に，対人関係の観点から描写することが意味がある段階に到達するからである。その対人関係には，前性器期を通過して，身体における局在化という点からも，それに伴う空想という点からも，性器期的なものとなった本能が含まれるのである。小さな女の子が性器的に興奮しているときには，心のなかに男性を持っているのであり，性器的に求められているのは男性のペニスである。

　男の子のなかの女性もまた（男の子のなかの男性と同様に），遺伝や，個

　＊　神話や夢にあらわれる三人の女性＊＊に対応する三人の男性が存在しないことを指摘しておきたい。性交しているときの観念のなかでは，どの男性も，その瞬間には自分自身であるのに対して，女の子の場合には，自分というユニットは一人の女の子なのではなく，三人組，すなわち，女性の赤ん坊，ベールを被った花嫁，歳とった女性の三人であるという感覚がある。これは，それ自体，大きなテーマであり，ここで検討するのに適当でない。

　＊＊（訳注）　フロイトは，このテーマを『小箱選びのモチーフ』のなかで展開している。三人の女性は，母親，妻，そして死を意味している。

人的な背景による環境要因や，より一般的な文化のパターンの影響を受けて変動するものであるにせよ，根本的なものである。はっきりと区別しなければならないのは，小さい男の子の，女性の性器性の観点から女性に同一化する能力と，母親という役割において女性と同一化する能力である。われわれの文化においては，後者の方が前者よりもずっと受け入れられやすい。個人のレベルでも，男性の性器性という方が混乱が少ないだろう。なぜならば，これは身体機能の局在性よりも，むしろ空想のタイプに関わることだからである*。

　すべての人間に，特に空想に関わることや，同一化の能力といった点において，両性性（bisexuality）があることは一般に受け入れられている。子どもの発達の方向を決めるうえで最も重要な因子は，臨界期，すなわちこれからここで検討しようとする時期であり，幼児期が終わって潜伏期が始まる前の時期に，子どもが愛する対象とする人の性別である。子どもの性が，その身体的所与（すなわち男の子は主として男性であり，女の子は主として女性である）に従って発達すると考えるのは便宜的過ぎるだろう。しかし，子どもの情緒発達において，異性愛的なものと同じく，同性愛的なものを容認できるとしたら，社会は多くのものを得ることができるだろう。男の子の，母親との強い同一化や，女の子っぽさすらも，他の面で満足のいく性格発達を遂げているのであれば，価値がある。女の子に，ある種の男っぽさが見られることは，容認されるだけでなく，期待されたり，価値を置かれたりすることがある。

愛情関係

　この時期の発達を特徴付ける他の現象について，ようやくこれから検討を加えられる。

　すべてのことの基礎に，子どもと他の人びとの間に発展する愛がある。こ

---

　*　改訂のためのノート：正常な同性愛傾向と，（顕在化した）同性愛において口唇エロティズムが肛門に転移されることを，明確に区別すること。

うした人びとは，徐々に人として認識されるようになるが，だからといって，彼らが客観的に，等身大に認識されるわけではない。早い時期から，人びとを本人自身以上に見抜く子どももいる一方で，ずっと主観的で，自分が想像する限りにおいてしか見ることができない子どももいる。主観的傾向の強い子どもは，母親像が変化したとしても危険が少ない。一方，それほど主観的でない子どもは，さまざまな人びとの実際の姿を認識することによって得るものは大きいが，喪失が起こった場合には，より激しく傷つくことになる。

　健康を（精神病がないことを前提とするならば）神経症が存在しない状態である，という観点から考えることができるならば，健康とは，新たに確立された，2〜5歳の時期に特徴的な，性器的な性質を持った衝動に動かされた子どもが参加している最初の三角関係のマネージメントを通して打ち立てられるもの，ということになる。個人的には私は，男の子におけるフロイトのエディプス・コンプレックスと，女の子においてそれに相当するもの（逆エディプス・コンプレックス，エレクトラ・コンプレックスなど）を，この観点から解釈している。私は，「エディプス・コンプレックス」という言葉を，より早期の段階に適応すると何かが失われるように思うが，その理由は，そうした段階では，関係するのは二人の人だけであって，第三の人物もしくは部分対象は内在化され，内的現実の現象となっているからである。私は，三者のうちの一人もしくはそれ以上が部分対象であるような場合に，エディプス・コンプレックスという言葉を用いる意義が見いだせない。少なくとも私にとっては，エディプス・コンプレックスにおいて，三角関係の三者それぞれが完全な人格である。そしてそれが観察者にとってというよりもむしろ重要なのは子どもにとってそうだということである。

　こうすることにより，「エディプス・コンプレックス」という言葉は，本能を伴った最初の対人関係を表現するうえで，経済論的な価値を帯びるようになる。そこには，空想も，身体機能もともに含まれる。空想における目的は，母親と息子の性的な結合であるが，そこには死，父親の死が内在してい

る。罰は，神話における失明のように，象徴的にあらわされた子どもの去勢のかたちをとる。去勢不安は，子どもが生き続けることを可能にするか，父親が生きることを許すものである。象徴的な去勢は救済をもたらし，神話における失明は，今日われわれが「抑圧された無意識」と呼ぶ観念を伝える。去勢されて傷つくことによって，息子は少しずつ精神的な救いを得ることができる。それに対して，もし子どもが殺されてしまったのならば，彼は傷つくことはないが，問題を解決する位置につくことができないので，悲劇はただ劇的なだけで，不毛で非生産的なものとなるであろう*。

　エレクトラ・コンプレックスには，あまりのめり込まない方が賢明であろう。なぜならば，エレクトラ・コンプレックスが女性性が発達するうえで，ペニス羨望と去勢コンプレックスを中心テーマとする男性的な道筋を描写するために持ち込まれたものなのか，あるいは，女性性が，母親との競争と同一化と特に女性生殖器の機能を想像力で補うことからもっと直接的に発達することを描出することを目的としているのか，ということがまず問われなければならないからである。何か言葉を選ばなければならないとしたら，「逆エディプス・コンプレックス」という言葉の方が害が少ないだろう。なぜならば，この言葉はただ単に，女の子の場合には別の道筋があるということを言っているからであり，このテーマが発展すればあらわれるかもしれないすべての問題を想像力に任せているからである。

　このように，エディプス・コンプレックスは健康の達成の表現である。不健康は，エディプス・コンプレックスに属すのではなく，両価性という言葉であらわされる苦痛な葛藤に続く思考の抑圧や機能の制止に属する。両価性とは，たとえば，男の子が，自分が愛し信頼している父親を，父親の妻を愛したがゆえに恐れ，殺したいと思い，憎んでいることを見いだしたときの感情である。家族が完全な状態にあるときに，情緒的，身体的に発達を遂げて，この段階に到達することができ，まず最初に，自分のよく知っている両

＊　神話のなかで，エディプス王は，遂に解決に至った……。

親，いろいろな考えを許容することができ，両親相互の関係が充分健康なので，子どもの愛と憎しみによって引き起こされる信頼関係の歪みを恐れることがない，そういう両親とともに，この厄介な事態に直面することができた男の子は幸せで健康である。

　（より早期の発達段階において健康な発達があったことを前提として）こうした段階に比較的率直な気持ちで到達することができたならば，子どもは人間の最も恐ろしい感情に，不安に対して過度に防衛的になることなく，触れることができるようになる。しかし，防衛は避けることができないものであり，症状を引き起こすのである。神経症症状とは，不安，実際には去勢不安に対する防衛であり，エディプス・コンプレックスに本来的な死の願望によって引き起こされる不安に対する防衛が組織化されたものである。異常から正常を理解することができる。

第 2 章
本能論からみた健康の概念

　われわれは，今や，小さい子どもの本性について，健康の意味について，連続的な発達の基本的な過程を複雑化する，本来ある内的および外的な諸要因の全体を見わたすことができる位置に到達したと言えよう。

機能を想像力によって補うこと
　健康な発達の基礎は肉体の成長である。これはまた，加齢に伴って起こる幼児的な器官の機能の変化である。ここで，消化器系の優位から生殖器系へと重点の移動が起こる。身体機能を想像力によって補うことは，組織化されることによって空想となるが，その空想の本質的な傾向は身体図式に従う。しかし，個々人によって遺伝や経験の要因が異なるので，人それぞれに特異的なものとなる。重点が，採り入れか排泄かというところにあるのか，あるいは性器的な興奮にあるのかによって，絶頂の瞬間に優勢になる空想のタイプに従って馬鹿騒ぎめいた興奮の準備がなされる。すなわち，オルガスムになるのか，馬鹿騒ぎになるのかである。
　機能を想像力によって補うことは，身体機能それ自体にはできうる限り接近したものとして，一方，身体的なオルガスムからはできうる限り離れたものとして，存在するものと考えられなければならない。無意識という言葉は，その一つの意味*に従えば，身体的なものに近い幻想を指し示しており，意識化することがきわめて困難なことである。その対極にあるのは，自

己認識や，興奮や身体機能を経験することができる個人的能力である。私は，このことを満足のいくように表現できると主張しようとは思わない。この章では，私は，自己の形成に関する諸問題について詮索しようとしているのではなく，自己が存在するようになったことを当然のこととしていることに，留意して欲しい。

　情緒発達の早期の段階が満足のいくものであったとしても，人格が意識のすべてのレベルにおいて，自分自身と折り合えるようになるためには，安定した環境がまだ長期間続くことが必要とされる。

精神

　想像力によって補われた身体機能（その機能自体，脳という一つの器官の能力と，健康な機能に依存しているのである）の素材をもとに，精神は作り上げられるのである。身体機能に近い空想は，脳の，進化のうえでは比較的新しくない部分の機能に依っているのに対して，自己認識は，人間という動物の進化のうえで脳の比較的新しい部分に依っている，と述べても問題ないだろう。それ故，精神は，組織や器官の機能との関係とともに，脳との関係を介して，身体との根本的な統一性を持つことになる。このことは，意識的な場合も無意識的な場合もあるが，個人の心や空想のなかで発達した新しい関係に，脳が織り込まれていくことによって達成される。

魂

　私にとって，魂（soul）とはこのようにして定義された精神の特性であり，これもまた結果的に脳の機能次第で，健康にもなれば病気にもなる。私は，これが個人的な見解であって，ほとんどすべての信仰体系の教えに反するものであることを知っている。そういうことから，私は，自分の見解に固執するものの，たいへん遠慮している。しかし，ものを考える人がこの点に

＊　Freud, Anna (1936): *The Ego and the Mechanisms of Defence.*

関して，個人的な結論に到達しておくことは，昨今，精神疾患に対して脳白質切除術*，すなわち，精神の病気を解消するために，健康な脳の機能を人為的に歪めるということ，が行われているという理由によって，実際上，たいへん重要なことである。

　魂とは外部より植えつけられるものであり，個人の属性として発達したものではないという考えの人にとっては，脳白質切除術は侵襲ではないと考えることは自然なことであり，苦痛を除去する多くの手段のうちの一つということになる。（そもそもそれに何らかの意味があるとして）「魂」という言葉が，個人のなかで成長する何ものかを意味すると考える人にとっては，健康な脳の機能を人為的に歪めることは，苦痛の除去に対して払う代価としては，あまりに大きなもので有り続ける。なぜならば，これは，魂も含めて，精神の存在の基礎を，取り返しがつかないほど変えてしまうからであり，手術の後では，もはや完全な人間も精神も魂も残らないからである。

　私の個人的な見解では，苦痛の除去が観察されたからといって，患者は脳白質切除術によって助けられたと主張することはできない。私の議論には欠点があるかもしれないが，論ずべきことは非常に深刻なことであるから，脳白質切除術を治療として用いている人が，私の欠点をついてきても構わない。しかし，症状の除去と，観察される苦痛の軽減が報告されただけで，彼らの意見を十分と見なすことはできない。他のことと無関係に苦痛を除去することは有り得ない。確かに，苦痛から解放される人もいるだろう。しかし，（この件に関して，私の見解を支持する人びとにとって）一つの人格を苦痛を感じている存在からまったく別のもの，すなわち，治療に連れてこられたもともとの人格とは異なる，苦痛をまったく感じない部分人間に変えることの責任を負える者などいるはずがないと思われる。

　身体と精神との間の関係は基本的なものであり，健康な場合には確立され

　　＊（訳注）　ウィニコットの脳白質切除術に対する見解は，*Psychoanalytic Explorations*
　　　に詳述されている。彼は，脳白質切除術に反対するためにキャンペーンを張ったこと
　　　が窺われる。今日では，この手術はほとんど行われていない。

維持されているものなので，それを断ち切らないようにするために，私は，人格の解析をするに際しては，心身（精神-身体〈psyche-soma〉）という言葉を用いる。これ以外にも，精神の特別な一部分であり，必ずしも身体に結びついている必要はないが，脳の機能には当然のことながら依存している心（mind）がある。われわれは心と呼ばれる場所がどこかにあり，そこでは知的活動が行われているという空想に耽るが，それぞれの個人は心の場所をそれぞれどこかに置いているので，考えようとすると筋緊張が感じられたり，血液が鬱帯するようなことが経験されるのである。脳自体は，心の場所として想像されることはない。なぜならば，脳の機能は自覚されることがないからである。脳はひっそりと機能し，認めてほしいと主張したりはしない。

興奮した状態と静かな状態

　健康な小さな子どもを描写するにあたって，興奮した状態と興奮していない状態を区別することは有用である。興奮した時期の問題をはっきりと決定するのは本能である。本章の表現に従えば，興奮と興奮との間に起こることの大部分は，本能を避けることか，結果として起こる本能の満足の準備をすることか，遊びや空想を行動に移すことを通して間接的に本能を生き生きとしたものに保っておくことかの，いずれかに関係するのである。遊びにおいて，身体は行動に参加することを通して自分のものとなる。他方，空想することにおいて，身体は，ちょうど身体機能があるところに空想が伴うように，空想に相応しい限局化された身体的な興奮が伴うという事実に従って，二次的に自分のものとなる。普通の健康な，過度に強迫的でない自慰は，成熟した本能経験がない場合に，本能を生き生きしたものに保とうとするものである。子どもの場合，本能生活の欲求不満は，大人の場合に比べて明確なものであり，子どもにおいて，遊びや創造的な想像力が比較的大きな比重を占める理由の一部がこれである。

　ここで検討しようとしているのは人との間の最初の三角関係だが，そこでは子どもは本能と愛情とに圧倒されている。この愛情には，身体と幻想の変

化とが含まれるが，それは荒々しいものである。それは憎しみに至る。子どもは第三番目の人を憎む。子どもは，幼児のときの経験から，すでに愛と攻撃性について知っており，愛されたものは破壊されるという恐怖と両価性を知っている。三角関係のなかにおいて，ここで最終的に，憎しみが自由にあらわれるようになる。なぜならば，憎まれているのは，自分で自分の身を守ることができ，すでに愛されている人物だからである。それは実際には，（男の子の場合には）父親であり，子どもをこしらえた人であり，母親の夫である。最も単純な場合には，父親が憎まれる対象，許し，懲罰し，生き残る父親になることによって，母親への愛は放棄される。

　健康な場合には，興奮の極みで不安は最大となるが，不安はそれ自体のものとして耐えられる。こうすることによって，本能の高められた緊張状態からの回復が起こる。しかし，苦痛な葛藤や恐怖のために防衛は組織化されなければならず，その点に関しては，神経症の子どもは普通の健康な子どもとくらべて，何が起こっているかを意識化する度合いが低く，結果的に懲罰を恐れてもっと大袈裟かつ盲目的に防衛するという点以外はほとんど違わない，ということは常に真実である。

エディプス・コンプレックス

　ここで，（幼児期を無事に通過して）この段階に至った子どもが，不安に対して組織化し，使用することのできる防衛を列挙してみよう。フロイトが，自分の理論を展開するために用いた，ありうる限り最も単純化された場合では，男の子は自分の母親を愛している。父親は，良心の原型として男の子に使用される。男の子は，自分の知っている父親を取り入れて，父親との折り合いを見つけようとする。しかし，他の事も起こるので，それを列挙しよう。男の子は，本能の能力を幾分か失い，その結果，自分が要求していたものをある程度まで否認するようになる。男の子は，自分の愛の対象を，母親から，父親とかかわり合う度合いが低い妹，叔母，乳母などに，ある程度置き換える。男の子は父親とある程度，同性愛的な関係を結ぶ。そうするこ

とによって，男の子の潜在力は，完全に彼個人のものではなく，（同一化の機制を通して）取り入れられて採用された，父親の潜在力の新たな表現となる。ここに列挙したことはすべて，男の子の深層の夢で起こることであって，直ちに意識化され表現されるものではない。しかし，健康な場合には，まったく表現不能という訳ではない。父親，もしくは父親代わりに同一化することを通して，男の子は代理人による潜在力を得，自分自身の潜在力は思春期に回復されるまで温存される。

防衛の破綻は，あからさまな不安として，悪夢のなかで，あるいは覚醒時に何らかの姿であらわれる。どのような姿をとるかということは，恐怖の生理学＊ばかりでなく，意識的あるいは無意識的な幻想の性質に依っている。

こうした危険をすべてうまく切り抜けている健康な子どもは，どちらかと言えば安定した環境に住んでおり，母親は結婚生活に満足しており，父親は喜んで子どもたちに対する自分の役割を果たすのであるが，それは息子の気持ちを知っており，父親としてごく自然に，しかも微妙なやり方で男の子とのやりとりができるということであり，父親自身が男の子として，自分の父親との幸せな経験が持てたからである，と考えられている。

（2歳から5歳のあいだのいずれかの時点で）本能衝動が早期の高まりに達することで，子どもの緊張も高まるが，それはただ単に時間が経過したということだけで，解決というよりむしろ棚上げにされる。潜伏期（と呼ばれている時期）が来ると，子どもは自分の発達しつつある本能に適応することから解放され，その後数年間，落ち着くことができる。その間にも，内的世界のなかでは，性器的な本能が優位となる時期の早期において想像され，観察され，生きられた経験は，続いているのである。

このように，他の方法と同様に，子ども時代を観察することによって，わ

＊ 興奮の生理学や憎しみの生理学があるように，恐怖の生理学もあるが，不安の生理学は存在しないことは銘記すべきであろう。なぜならば，不安というこの複合した状態は，幻想のなかでの，恐怖，憎しみ，愛，興奮等のバランスによってあらわれ方が異なり，しかも個人的な事柄だからである。

れわれは，大きな喜びを見いだすことができるのと同様に，苦痛や苦悩や葛藤を見るのである。

再定式化

　フロイトは，こうした事柄を，今日われわれがよく知っている方法で表現した。彼は，本能衝動をイドと呼び，外的世界と接触がある自己の部分に自我という言葉を用いた。何年もの間，彼はイド衝動に対する自我の格闘について研究した。それによって心理学は，今までにないやり方で，イドに向くことになった。患者の無意識に至る技法（精神分析）によって，フロイトは，イド衝動，すなわち本能の強さと性質を世の中に示すことができた。彼は，葛藤と耐えがたい感情に伴うものとが抑圧されること，自我の資源が枯渇することを示した。

　その当時の精神分析について，精神分析とは口に合わないものばかりを相手にするものだ，と簡単に言うことができた。そして人間性についてのこの新しい研究方法に対して反感を抱いている人びとが，精神分析ではイドと無意識とをまったく同一の一つのものと見なしていると想定しても，ごく普通のことであった。しかし，当時の精神分析で検討されていたのは，自我が，自我のイド部分*といかにして折り合いを付けるかということであり，自我の世界や理想との関係が極端に歪められることなしに，イドのエネルギーを使うことができるようになるかということであった。

　結局（1923），フロイトは，最初は小さい男の子によって取り入れられ，本能のコントロールのために用いられる父親を表現するために，超自我という言葉を導入した。フロイトは，小さい女の子の場合には，まったく同じことが言えるわけではないことを知っていたが，時間が経てばものごとは自然に明らかになるという想定のもとに，そして，実際そのようになったと私は思うが，この理論が自分の心のなかで展開するに任せた。（周知のように，

　＊　精神分析理論では，自我はイドの一部分と考えられている。

単純化され過ぎているとはいえ）小さい男の子が健康な場合に到達する段階に関するフロイトの明解な表現には，今日でも価値があるように思う。小さい男の子は，実生活において自分がよく知っている男性であり，自分の夢や，内的世界や，深いレベルの幻想においては仲直りすることができる存在である実際の父親をもとに形作られた，本当の人間という観念に基づいて，自分のなかで，理想を持つことができるようになる。このことは，子どもが健康に発達を続けており，安定した家庭環境があって初めて可能になる。

　超自我の概念を導入することによって，フロイトは，理論面において自分が関心があるのは自我の問題であること，すなわち自我意識の発達であり，自我理想とその目的であり，イド衝動に対する自我の防衛である，ということを以前にまして明確にした。しかし，このことはフロイトの仕事では，常に真実だったことである。もし，超自我といった言葉を早期に導入したことによって，イドの世界に自我を導入するという不愉快な仕事が遅延させられることになったならば，精神分析の価値は無に帰したかもしれない。

　超自我の概念は時間の経過とともに拡大していったが，基本的には，コントロールしたり，方向付けしたり，激励したり，支持したりするために自我のなかに築き上げられ，取り入れられ，組織化されたものを何であれ描写するのに用いられた言葉であった。コントロールには，ただ単に本能を直接コントロールすることを意味するのではなく，本能的な経験や本能の幻想的な側面の記憶を基盤とした自我の複合的な状態をコントロールすることも含まれる。しかし，このことを検討することは，後の章のテーマ，すなわち，発達過程のなかの「抑うつポジション」に関係するテーマをわれわれに導くであろう。

　本章の文脈では，情緒発達のクライマックスには，3〜4歳ころに到達する。小さい男の子と女の子は，完全に一つのユニットとして確立し，自分の周りの人びとも完全な人間であると感じることができる。この設定のもとで，子どもは性器的な性経験を持つことができるのだが，身体的な生殖能力という点に関しては，思春期まで人間の子どもは待たなければならない。内

分泌的な現象である順延，すなわち潜伏期と呼ばれる時期があるために，子どもは，両親や，他の大人とさまざまな同一化をするに違いないし，夢や遊びの経験や，身体性を伴うことも伴わないこともある幻想や，他の人びとに依ることなく得られる身体的な満足を活用することになるのである。子どもは，自分の視野のなかにある，前性器期的な，あるいは未熟な性器期的なタイプの経験を使用することになるだろう。また，憎しみや，憤怒や，憤りや，悲しみや，嘆きがすべてであるように思えるときに，誰か理解してくれる親しい人が傍らにいて，心を静めてくれさえすれば，それがいかに耐えがたいものであろうとも，時間の経過によって，数時間あるいはほんの数分のことで，ほとんどすべてのものからの救済がもたらされるという事実を，充分に活用することになるだろう。

　子どもの時期の性は，非常にリアルなことである。潜伏期の変化が安心をもたらす時点で，それが成熟していることもあれば，未成熟のこともある。そしてまた，この最初の対人関係の時期の終わりに，子どもの性が未発達であったり，歪められていたり，抑制されていたりする場合には，思春期になって，未発達であったり，歪められていたり，抑制されて再び出現するのである。

幼児性欲

　フロイトは，性器期的な性が，前性器期的なものから育つことを観察し，それが自己保存に限定される場合を除いて，本能生活を性的であると呼んだ。その結果，「幼児性欲」という言葉が存在するようになったのであるが，フロイトが自分の理論のこの部分を強調しないことを，多くの者が望んだのである。

　私の個人的な見解では，成人の，成熟した性器期的な性の起源を子どもの時期の性器期的な性に辿り，子どもの時期の性の前性器期的な起源を明らかにすることを徹底的に追求することは，フロイトにとって重要であった。こうした前性器期的な本能的な経験が，幼児性欲を構成しているのである。人

びとを怒らせないために概念を修正することはたやすいことであるが，そうすると同時に，核心的で重要な原理が失われる可能性があった。幼児性欲という言葉を，愛情のある世話を剝奪されたり，対人関係を結ぶ能力に深刻な障害を被った幼児たちに見られる，強迫的な性器の刺激を描写するために残すということはあり得た。しかし，幼児性欲は，本能生活の全体的な発達の開始を表現する言葉としての価値の方がより大きいのである。フロイトはそのようにこの言葉を用いたのである。しかしながら，この用語法に関しては，個々人の意見は，さまざまで有り続けるであろう。

　4歳の子どもが，対人関係を結べる段階に達しており，本能生活も完全であり，性生活も（すでに述べたように，生物学的な限界がある点を除いて）完全であることは，充分にあり得ることであり健康なことでもある。

現実と空想

　健康な子どもは，性器期的な性を完全に夢見ることができる。記憶されている夢には，フロイトによって注意深く解明された，すべての種類の夢の作業を見いだすことができる。記憶されなかった夢，終わることのない夢のなかに，本能的経験のあらゆる結果があらわれるに違いない。父親の位置にとって代わろうとする男の子は，以下のことに直面することを避けることができない。

　　父親の死という考えと，それゆえ，自分自身の死という考え。

　　父親により去勢されるという考えと，父親を去勢するという考え。

　　母親を満足させる全責任を負ったまま残される，という考え。

　　同性愛的な方向で，父親と妥協するという考え。

　女の子は，夢のなかで，以下の考えが浮かぶことを避けることはできない。

母親の死という考えと，それゆえ，自分自身の死という考え。

母親から，彼女の夫，彼女のペニス，彼女の子どもを奪うという考えと，その結果，自分自身の不妊性を巡る考え。

父親の性欲に，なすがままにされるという考え。

母親と，同性愛的な方向で，妥協しようとする考え。

両親が現実に存在し，家庭という設定があって，見慣れたことに連続性がある場合には，現実と幻想と呼ばれるものを区分けすることを通して，解決がなされる。両親が一緒にいることを見ることによって，夢のなかで両親が別れたり，両親の一方が死ぬことが耐えられるようになる。原光景（両親が性的に一緒にいること）は，両親の一方の位置にとって代わるという夢全体を可能にすることによって，個人の安定の基礎となる。そうだからといって，原光景，すなわち実際に性交を目撃することが，子どもに最大限の緊張を強いるものであり，（子どものニードとまったくかけ離れて起こるものであるために）外傷的であること，また，それを目撃することを強制された結果，子どもの病気が始まるという事実を，軽減するものではない。原光景の価値と同時に危険をあらわすために，この二つのことを言っておかなければならないのである。

他の点においては申し分ないにもかかわらず，子どもの夢と現実とを明確に区別することができない両親は，子どもの世話で失敗を犯すことになりやすい。子どもたちは，観念を事実として示したり，観念があたかも行為であるかのように受け取って，考えなしに反応したりする。実際のところ，彼らは，行動よりも観念を恐れていることがある。成熟とは，とりわけ観念を耐える能力を意味する。そして，両親は最大限発揮されたときは社会的成熟の一部となるこの能力を必要とする。成熟した社会システムは，（行動に関しては，ある程度のことが求められる一方で）観念の自由と，それを表現する

自由を認めている*。子どもは，ほんの少しずつ，夢と現実とを区別する能力を身につけるようになる。

　健康な子どもは，本能的な経験の極期にクライマックスに達する葛藤や不安に，完全には耐えることができない。こうした子どもの時期に本来伴っている両価性の問題の解決は，すべての機能を想像力によって補うことによって達成される。幻想がなければ，食欲にしても，性欲にしても，憎しみにしても，そのものずばりの表現をすることになってしまうだろう。このようにして幻想を用いることは，人の特徴であり，また，社会化や文化それ自体の原料となるだろう。

無意識

　ここで，健康な子どもと（精神病でない）神経症の子どもについて述べていることすべてに共通する本質的な観念は，無意識と，「抑圧された無意識」として知られる無意識の特別な例に関連している。

　精神分析療法の主な仕事は，精神神経症の患者に関係することであり，治療は無意識のものを意識化することにより成り立っている。この作業の大部分は，患者が治療者との関係のなかで再体験することを通して行われる。神経症者は，意識的に行動しているように見え，意識化することができないものに対しては居心地悪く感じている。神経症者の特徴として，自己認識の願望があるように見える。精神分析は，こうした人びとに，認識することの増大と，認識できないということに対する耐性をもたらす。それと対照的に，精神病者（と正常だが精神病タイプの人びと）は，認識するということにそれほど関心を持っておらず，感情と神秘的体験のなかに生きており，知的な認識を疑問視し見くびりさえする。精神病者は，精神分析によって，認識がもっと深まることを求めていないが，もっと実感を持てるようになることを

---

　　* Winnicott, D. W. (1950): "Some Thoughts on the Meaning of the Word 'Democracy'" と，Money-Kyrle, R. E. (1951): *Psycho-Analysis and Politics*. を参照のこと。

少しずつ期待するようになるだろう。

　通常，精神分析においては，かつては無意識のことであり，強く否認されてさえいたものを，患者が突然分析状況に持ち込んだ際に，分析家は無意識のはっきりとした証拠を示されることになる。神経症の患者と分析医との関係のなかでは，患者の神経症の特徴を帯びた，そして実例が患者の病気としてあらわされる，特殊な関係が繰り返し繰り返し示される。この現象は，「転移神経症」と呼ばれる。転移神経症の分析をすることにより，分析家が許容し，提供し，維持する，高度に特殊化されコントロールされた条件のもとで，病気が少しずつあらわれることになる。

　精神療法における許しがたい罪悪は，分析家が，個人の満足のために，分析関係を用いることであろう。この道義は，患者との性交を禁止した，医師の倫理綱領の誓いの根底にあるものに非常に近い。ヒポクラテスは，紀元前〔400年〕という時期に，患者が個人的な関係を，すなわちエディプス・コンプレックスと逆エディプス・コンプレックスに由来し，そもそもは子ども時代の早期に設定された関係を，職業的な人間関係のパターンに持ち込むことには意味があることを，理解していたことが分かる。フロイトがそれに付け加えたことは，職業的な人間関係における患者の個人的な関与を，過去を現在に持ってこようとする秩序立てられた試みに利用し，その結果，そうでなければ硬直したままのものに，変化と成長が起こりうる条件をもたらしたことであった。

　転移神経症を濫用することは，小さな子どもを性的に誘惑することに似ている。なぜならば，小さな子どもは，ものごとを観察するうえで，高度の主観性からは未だに自由になっていないために，本当の対象選択をすることができないからである。このことの当然の結果として，子ども時代に誘惑された経験のある患者は，分析家が最も効果的に機能できるまさにそのポイントで，分析家を信頼し任せることができない，ということが起こる。ここで，シゾイドタイプの精神病*の分析は，神経症の分析と，根本的に異なることを忘れてはならないだろう。なぜならば，前者の分析は，依存に実際に退行

することを分析家が耐えることを必要とするのに対し，後者においては，別のこと，すなわち，観念や感情（愛，憎しみ，両価性など）に耐える能力と，治療経過に対する理解と同時に，理解したことを適切な言語表現（すなわち，患者がその時点でまさに意識化する用意ができたことを解釈すること）によって表そうとする願望とが必要とされるからである。精神分析療法における時機を得た，的を射た解釈は，（精神病でない患者にとっては）実際に抱っこされたり養育されたりする場合よりも，もっと，リアルに身体的に抱っこされた感覚を与えるものである。理解が深まっていくことにより，また，言葉の用い方によってあらわされる理解によって，分析家は過去を身体的に抱えていくが，それは，患者に抱えられるニードがあるときであり，愛が身体的な世話と適応を意味するときである。

要約

このように，健康な場合には，本能発達の成熟はおよそ 5 歳で，すなわち，潜伏期という生物学的事実の前に到達されるものである。思春期になると，前潜伏期に見られた不安に対する防衛の組織化と本能発達のパターンが再出現し，成人の本能のパターンと能力とが，大体において決定される。不安に対する組織化された防衛が，本能とその意識的なコントロールと，本能が行動と想像力に及ぼす影響よりも目立つ場合には，あらわれる臨床像は健康ではなく，神経症である。

人が生きている限り，特にその人が健康である場合には，成長は続く。しかし，本能の性質であるとか，その強さ，そのコントロール，その神経症的な限界などに関しては，（通常）家族が成長のために理想的な設定を提供する初期の年月に押し込められている物凄い前進運動の後では，ほとんど変化は見られないものである。このことは，思春期の時期には大きな変化が起こり，その変化には内分泌的な裏付けがあり，その変化によって個人の生活史

---

* 躁うつタイプの精神病については，この段階では言及しない。

上初めて生殖が実際の性的機能の一部に組み込まれることになる，という事実があるにもかかわらず真実である。

　神経症患者と一時間ずつ仕事をしている分析家が関与するこうした問題は，人間性の研究者にとっては重要なことであろう。しかしながら，（私の本の大多数の読者のように）分析家になるための勉強をしているのではない者にとっては，本能発達の現象とか，去勢不安に対する防衛とかは，あまり実際的な関心事ではないと思われる。子どもが恐怖症であったとして，もしその子が分析を受けたならどんなことが見いだされるかということを教師が教えられたとしても，特に分析が滅多に行われないという状況下では，限られた価値しか実際にはないだろう。

　しかしながら，子どものケアを任されている人にとって，手に入り得る理解を持つことは有用であり，小さい子どもを管理するうえで，安定した状況設定がきわめて重要な理由を多少なりとも知っていることは，明らかに助けになるのである。本能に由来する物凄い力が働いているために，2〜5歳の間に，すべての子どもは，遺伝，本能，身体的な特性，良いものも悪いものも含めた環境因子などとの折り合いを見つけなければならないのと同時に，個人的な人間関係，好き嫌い，その人固有の良心，未来への希望なども築かなければならないのである。

本能理論からみた小さな男の子の心理をあらわすチャート

　　　　　　　　　　　　母親への愛
　　　父親への憎しみ　　　　　　　殺すか死ぬか
　　　殺しも死にもしない　　時間因子　　　　去勢するか去勢される
　　　　　　　　　　　　幻想*
　　　　　　　　　　　　去勢不安
　　　　　　　　　　　　（耐えられない）

不安-去勢恐怖に対する防衛

本能（愛情の源泉）の禁止

対象は捨てられて，代わりのものが受け入れられる

競争相手への同一化と個人のアイデンティティの喪失

競争相手との同性愛的な妥協成立
　（受動的）

前性器期への本能退行
　（愛情は維持されるが，去勢不安は避けられ，悪い固着点が用いられる）

依存への退行
　（愛情は維持されるが，成熟は捨てられ，良い固着点が用いられる）

罪を認め，償いが（強迫的に）組織化される
　（その結果，犯罪は許される）

愛（または憎しみ）の部分の抑圧
　（気づかない，ということは続く）
　代価：エネルギーが浪費され，愛する（あるいは憎む）能力が失われる

健康な場合には，子どもは，不安に対するこれらのすべて，あるいはいずれかの（あるいは，ここに挙げた以外の）防衛を用いることが可能である。子どもが，ある種の防衛を用いることができなかったり，一つのタイプの防衛を特別に用いる傾向に陥りやすいことに比べれば，不安そのものは異常とは言いがたい。

＊　改訂のためのノート：対象が生き残る方向に発達する。幻想の起源は，「対象の使用」の論文で触れられている。

防衛の破綻

不̇安̇：	不安発作または夜驚
新しい防衛：	不安の，二次的な利得を伴う，身体表現の開拓 （依存への退行を参照せよ）
	抑圧のある場所における麻痺 身体的な絶頂における快感の喪失
混̇同̇：	不安と興奮が一般的に混同される
新しい防衛：	混同を隠すための秩序 （強迫的）
抑̇圧̇へ̇の̇回̇帰̇：	愛（または憎しみ）が，一時的にあらわれるが，完全に認められるわけではない
新しい防衛：	より大きな代価をはらったうえでのより深層での抑圧
等々	

第III部

一つの単位(ユニット)としての確立

はじめに：
幼児期に特徴的な情緒発達

　この本のここまでの部分では，本能と，優勢な本能のタイプが変遷していく過程に基づいて人間性を研究してきた。これから先に述べることの多くは，性器統裁が確立される年齢以前の子どもに関係することである。対人関係の研究には，それ独自の用語が確立したのだが，それにはフロイトの初期の仕事に由来し，現在は日常語として用いられる一群の専門用語が含まれている。

　幼児期に特徴的な情緒発達を取り扱う第Ⅲ部では，これまでとは違った表現の方法を用いてみたい。子どもが三角関係のなかで何とかやり抜くことができるようになっていると想定することは到底不可能だが，ここでのテーマは，幼児が一人の他者（母親）と関係を形成する能力についてである。ここで今一度，もっと早期の段階において健康な発達があったことを前提とすることが必要となるが，そのことについては第Ⅳ部で論じることになるだろう。いくつかのここまで無視してきたこと，たとえば成長しつつある子どもにとっての価値の観念などについて説明を加えたい。価値の観念は，健康という観念と鋭く食い違うが，両者は無関係ではない。年齢に応じて，価値は増えもすれば減りもする。価値が隠されて，手が届かなくなることもあるが，それによって禁止されている本能や，抑圧されている空想がよみがえることがある。

　私は，一人の幼児が一つの単位となる段階，自己を全体として（その結

果，他者も全体として)，境界膜に囲まれた内側と外側のある一つのまとまりとして感じることができるようになる発達の段階について述べようと思う。すでに述べたように，この一つであるという感覚に通じる発達上のすべてのことが前提とされているのである。

　第II部で示した概念は，観察者の心に浮かぶ，知的な概念であった。私は，意識，無意識，抑圧された無意識，という概念を用いた。しかし，ここでは子どもの絵のような図式を用いた方が，より適切であるように思う。子どもが，手を前後に動かして，紙を線で一杯にしているところを考えてみよう。鉛筆は，あちこちさまよい動き，ときには慌てて，縁を越えてしまう。ところが，そうしているうちに，新しいものが生まれる。線がその始まりと結びあわさり，不細工な円ができる。子どもはそれを指差して，「アヒル」だとか，「トミー」とか「アニー」とか言う。われわれが必要とした図式は，実際には，子どもの自己の概念である。それは球なのだが，二次元の絵では円となる。

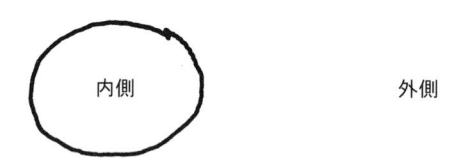

　　　　　　　　　　内側　　　　　　　　外側

　幼児は，私が今述べたような位置に，少しずつ近づいてくる。この段階で特徴的なのが，次のような進展である。

　まず，境界膜の観念が生まれ，これに引き続いて，内側と外側の観念が生まれる。次に，自分と自分でないもの（a ME and a not-ME）の主題が展開する。そこにはすでに，自分の中身が存在しているが，それは部分的には本能的な経験に依っている。引き続いて，本能経験と自分の中身に対しては責任があるという感覚，外側のものに対しては独立しているという感覚があ

らわれる。人間，自分，対象との間の「関係」という言葉が，意味を持つようになる。その結果，母親のなかに，自分に相当する何ものかが見いだされる。つまり，母親は一人の人格として感じられることになり，一方，乳房はその人格の一部と感じられるようになる。

第 1 章
抑うつポジション

思いやり，罪悪感，人格内の心的現実

　こうしたことすべてと一緒に，二つの状態，すなわち静かな状態と興奮した状態の区別が行われる。対象に向けられる本能的な「攻撃」において見られた冷酷さに代わって，母親を，自分の世話をしてくれる人格であると同時に，自分の一部分を食物として提供してくれた人格として認識する兆しが見られるようになる。興奮したタイプの関係と静かなタイプの関係の統合は徐々に起こり，（一方だけではなくて）二つの状態がともにあるということが人格としての母親（mother-person）との完全な関係を構成する，という事実の認識が生まれる。これが，「情緒発達における抑うつポジション」と呼ばれる状態であるが，この段階は非常に重要であり，幼児は罪悪感を持つとともに，自分の本能的な，すなわち興奮した要素のために，相手に対する思いやりの気持ちをもつようになる。

　子どもの不安は，非常に複雑な体制からなっている。自分と母親の二人の関係に本能的な要素があるために，母親という人格に及ぼす影響が懸念されるだけではない（これは罪悪感になる）。興奮した状態を経験した結果としての変化に対する懸念や，怒りによって彩られたり，憎しみに駆られた経験をするために起こる懸念がある（これは心気的不安になる）。（この他に，妄想的な不安があるが，これについては別個に検討したい）。

　冷酷であることから思いやりを持つことへ，自分が依存すること（MEdependence）から自分が関係すること（ME-relationships）へ，前両価性から両価性へ，静かな状態と興奮した状態の原始的な解離からこうした自己の二つの側面の統合へと進展する際に，たいへんな成長があることは，理解していただけるだろう。

　幼児は，・時・間と持続的でパ・ー・ソ・ナ・ル・な環境の両者が絶対的に必要とされる作業を行っている。人格としての母親がそうした状況を抱え込んでいる間に，幼児は「抑うつポジション」にどうにか到達するのであるが，母親の持続的でパーソナルな世話がない限り，この発達は起こらない。解決は次のように起こる。

　原始的な無慈悲で本能的な愛に含まれる攻撃的な観念が，自分が依存的な（委託的な〈anaclitic〉）関係にある母親に向けられているという事実を完全に知ることによって引き起こされる罪悪感と恐怖の重荷を，人間の幼児は背負うことができないことは，自明の公理のように思われるであろう。そればかりでなく，子どもは，父親がそこには介在しているのであり，介在することによって，本能的な観念を安全なものに変化させている，と考えることができるほどには未だ発達していないのである。人生のこの段階に固有の困難は，償いをすることによって発展する幼児の能力を通して，解決される。母親がそうした条件を，日々，抱え込むことができれば，幼児は，本能的な経験から想像豊かな結果を探し出し，そこから「良いもの」，支持的なもの，受容的なもの，危害を加えないもの，それによって母親に加えられたダメージを想像力でもって修復することができるもの，として感じられるものを救い出すのに充分時間を持つことができる。通常の幼児と母親の関係においては，この傷つけて修復するという過程が繰り返し繰り返し起こっている。そして，幼児は，建設的な努力の価値を認めるようになり，罪悪感に耐えることができ，その結果，本能的に愛することに葛藤を持たなくなる。

　このようにして，健康な幼児は，母親が相当の程度まで依存を自然なものとして受け入れてくれる限りにおいて，他の点では，母親を保護するために絶対に必要とされる父親から，まず始めに独立するのであるが，そう

でない場合には，幼児は抑圧されるようになり，興奮状態で恋愛する能力を失うのである。このことによる利益は臨床的には，健康な子どもの，抑うつ的な気分を耐えることができる能力として，また，最近の出来事を徹底操作し，そうしたことを無意識のなかで想像力によって補うこと（imaginative elaboration）によって，対人関係や，遊びや，仕事において，何らかの建設的な素材が生み出されるときまで，罪悪感を持ち続けることができる能力として，観察されるだろう。

　おそらく，ここで，臨床的には抑うつ的な気分があらわれるので，「正常な情緒発達における抑うつポジション」という言葉が採用されたのだろう。このことは，正常な子どもが，うつ病や感情障害を経験する，ということではない。幼児におけるうつ病*は，まったく異常な状態であり，通常の良いパーソナルな世話を受けている正常な幼児の場合には，見られるものではない。それから，適切な条件のもとでは，幼児は，自己のなかで，良いものと悪いものとを選びだすことができるようになる**。たいへん複雑な内的状態が生じるのであるが，その実例は，遊びにおいて，とりわけ精神療法の経過中の治療室での遊びにおいて見られる。精神療法においては（そのときに幼児はすでに小さな子どもになっているが），しばしば部屋は子どもの区切ら

---

*　Spitz, R. A.〔(1945)："Hospitalism"〕.

**　良いと悪いという言葉は，あいまいな，過去からの遺産である。この言葉は，すべての幼児が，それらが力であれ，対象であれ，音であれ，匂いであれ，内的なことについて感じている両極端のことを表現するのに適している。私がここで言っているのは，幼児に道徳を植えつけたいと願っている両親や養育者の，良いと悪いという言葉の用い方ではない。

　第Ⅲ部で述べていることはすべて，私自身の仕事から生まれたものであるが，メラニー・クラインの講義や論文から私が集めたものや，私が彼女から個人的に教わったことに，多くのものが基づいている。しかし，多くの面において，私のものごとの理解の仕方が彼女のやり方とは異なっており，彼女が私の発表の細部のある部分には不賛成なことも知っている。しかしながら，私は，彼女自身や，アイザックス，ハイマン，シーガルらがそう主張したように，彼女に自分の考えを正確に伝えることが目的なのではない。ここでの私の主な望みは，感謝の意を表することである。

れた精神をあらわすことになっており，そこでは力と力がぶつかり合ったり，魔術が支配していたり，良いものが常に悪いものからの危険にさらされていたりする。子どもの内的世界にいることは気が狂うような経験である。子どもの内的世界に，分析家はこの方法で入ることが許されるのである。われわれに示された子どもの内的世界から得られるものから，幼児の内的世界のさまざまな要素を推測することができるのである。

　悪いものは怒りの表現に用いられることで，少しは持続するのに対し，良いものは，個人的な成長や，償いと修復や，想像の中でダメージが加えられた部分を修復することに用いられることで保持される。

　もちろん，ここで私が述べているのは，主として幼児の無意識的な感情や思考に関してであり，子どもが理解しようとして行う知的な努力とは別個に存在する精神の内容に関してである。

　母親（もしくは母親代替者）が今まで通りに存在し，利用することができる状況のもとで，言い換えると，幼児が幼児に適した環境にいる場合には，修復の瞬間，すなわち，幼児が，それまでに瞑想したり理解したりして過ごしていたあいだに発達した能力を用いる瞬間に，いきなり到達するわけではない。おそらく，幼児は実際に何か（たとえば，笑ったり，愛情を自発的に表現〈spontaneous gesture〉したり，修復と償いのしるしとして贈り物——排泄物——を差し出したり）をする。他方で，乳房（身体，母親）の修復がなされ，その日の仕事は終わるのである。不安はより限定されて翌日の本能活動を待つことになる。それ故一日にとって過剰すぎることは，罪悪なのである。

　抑うつ的な気分のもとでは，幼児（または子ども，または大人）は，内的な状況全体を覆い隠してしまうか，霧か，靄か，ある種の麻痺をかけることによって，コントロールしてしまおうとするということができる。そうすることによって，（やがて時間が経過するうちに）徐々に魔術的なコントロールは除去され，その結果，少しずつ区分けが進んでいき，最終的には気分は上向くようになり，子どもの内的世界は再び生き生きとするようになる。

分裂性格の人のうつ病は，これとは別のものである。こうしたうつは，癒しを目的とした魔術的なコントロールといった比較的正常なメカニズムよりも，むしろ離人（脱人格化〈depersonalisation〉）と関係している。ここで私が述べようとしている抑うつ気分は，正常な喪の作業と密接に関係しており，喪失に対する反応という主題全体とも関係している*。幼児期において，離乳が意味のある何ものかになるのは，幼児が抑うつポジションに到達した後である（到達する以前ではない），ということが出発点になる。

　償いについて考えたり行動することが成功をおさめた結果，幼児は，もっと大胆に新しい本能経験を認めることができるようになる。抑圧が軽減し，本能経験はより豊かな結果を生み出すようになる。そうしたことから，次の消化の段階，瞑想の段階では，より大きな仕事が課せられるが，幸いなことに，パーソナルで継続的な母親の世話があるために，ずっと大きな修復能力が生まれる結果，本能経験に対して更なる自由が新たに確保されるのである。実際に，かなりの期間にわたって幼児の生活の基礎を形作る良循環が，ここで始まるのである。

　この段階で，赤ん坊と実際の母親（もしくは母親代理者）との関係の連続性が，いかに大事かは，容易に理解しうることである。朝食を与える「母親」が夕方に入浴させたり世話をやく「母親」と異なるような施設では，幼児の日々修復をする能力は浪費され，良循環は確立されない。もっと悪いのは，食事が非人格的で機械的に与えられる場合であり，（こうしたことは子どもの現実の家でも起こることなのであるが）その場合には，ここで記述したような発達の起こる余地がなくなる（図1）。このように，思いやりの能力の発達は，複合的な事象であり，幼児と母親像との間の継続的でパーソナルな関係に依存している。

　この抑うつポジションの良循環の理論において注目すべき点は，健康な場合には，本能的な愛とそれにまつわる空想の中で，攻撃的で破壊的な因子を

---

　* 精神分析理論のこの部分は，フロイトの『悲哀とメランコリー』から発展した。

図1

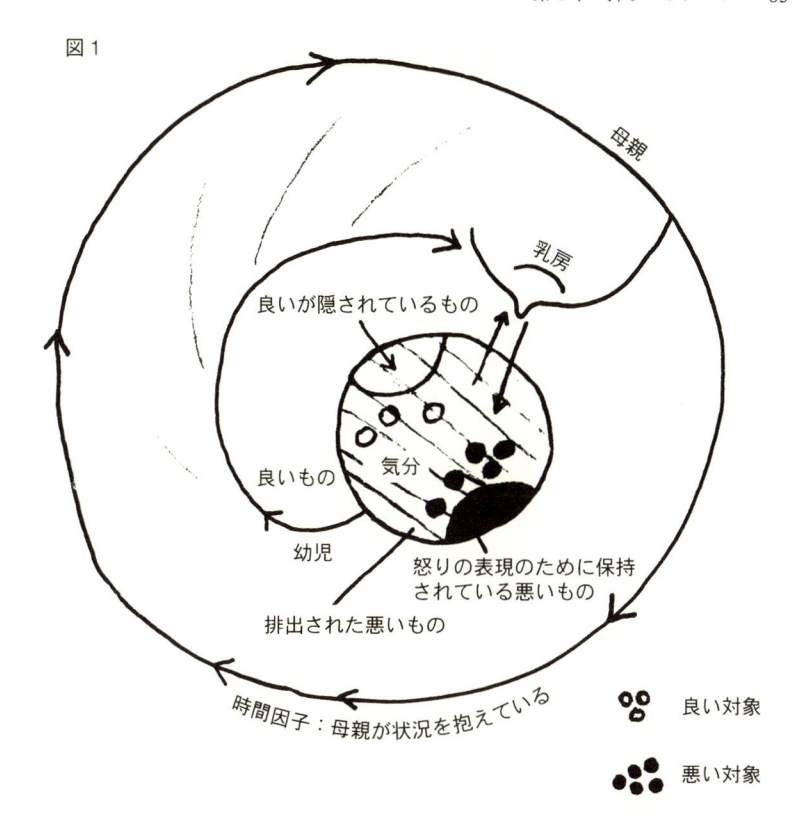

（図中のラベル）
母親
乳房
良いが隠されているもの
気分
良いもの
幼児
怒りの表現のために保持されている悪いもの
排出された悪いもの
時間因子：母親が状況を抱えている
良い対象
悪い対象

かなりの程度まで完全に理解することが，発達しつつある個人にとって可能であるという事実が説明されるということである。幼児期においては，実際の修復能力は，成人が仕事を通して社会に貢献する能力に比較した場合，母親がしるしとしての贈り物を喜んで受け取ることによって支えられない限り，非常に限定されたものであるということは記憶されるべきことであろう。その一方で，幼児の破壊的で攻撃的な衝動は，成人のそれに何ら劣るところがないということがある。このことから，もしまだ知られていないとしたならば次のこと，すなわち，幼児は他人が与える愛情に，成人よりずっと依存しているので，笑顔やちょっとした身振りが，成人の一日の仕事と同等の意味を持つ，ということが導き出されるだろう。

ここまでに述べたことを繰り返すと，人間は，対人関係，すなわち本能的な愛において根本となっている破壊性を耐えるためには，修復と償いを経験することによって徐々に発達するしかない，ということである。良循環に中断があった場合には，

(1) 本能（または，愛する能力）が抑圧されるかもしれない。
(2) 幼児の中に，興奮状態と静かな状態がある場合には，解離が再び出現する可能性がある。
(3) 静かでいる，という感覚はもはや手に入らなくなる。
(4) 建設的な遊び（や仕事と同等のもの）の能力は失われる。

実際，潜在能力（potency）とその受容に関しては，本能の発達の側面だけから記述されるべきではない。性的な発達を理論的に記載する場合には，優位となる本能がどのように変遷するのかという側面だけから述べるのでは不十分である。なぜならば，破壊的な観念に由来する罪からの回復において，希望を持つということは，潜在能力の非常に重要な因子だからである*。

破壊的な衝動や観念の性質については，後で論じたい。原初的な愛の衝動は，おそらく目的自体が破壊的であるか，あるいは，直接的な満足を妨害する避けることができない欲求不満から破壊性が起こるのだろう（90，152-6頁参照）。

いわゆる「抑うつポジション」は，決して理論家や精神療法家だけが好むものではない。両親や教師も，この良循環の確立という過程に大きく関わっている。この過程が幼児がほんの数カ月の時点で始まること，そのときに自分が何をしているのかほとんど知ることなしに，しかも上手に自然に，最初の状況を抱えているのは母親であることは事実である。しかし，この成長に不可欠なメカニズムは継続し，子どもが建設的な遊びや仕事をするのに必要

---

* Klein [1932, 1934]，また，Henderson, D. K. and Gillespie, R. D. [1940] 参照。抑うつ気分によって中絶された潜在能力。

な道具や技術を提供し，パーソナルな賞賛によって努力の目標を提供する教師も，幼児の養育者と同等に重要な位置を占めるようになるのである。幼児の養育者は，そして教師の場合もほとんど同等に，幼児の愛をあらわした自発的な身振りを受け止める役割を果たすことができるが，その愛は，本能的な経験の高まりのなかで生じた観念に属する，心配や悔恨や罪悪感を中和するものである*（このことについては環境の影響を考察したところで再検討したい。174頁以降参照）。

人間性の描写を続けていくうえで重要な新しい道は，（それをどのように呼んでも構わないが）抑うつポジションを，理論上の概念構成のうえで，受け入れることによってひらかれるのである。

幼児の内側，内的世界，内的現実は，次の三つの要素により構成されている。

(1) 本能的な経験それ自体
   a．満足できる。　　　　　　　　　　　　　　　　　　良い
   b．満足できない。欲求不満の怒りによって複雑になる。　悪い
(2) 体内化された（incorporated）対象（本能的な経験）
   a．愛に　　　　　　　　　　　　　　　　　　　　　　良い
   b．憎しみに　　　　　　　　　　　　　　　　　　　　悪い
(3) 魔術的に取り入れられた対象または経験
   a．コントロールすることが目的で　　　　　　　　悪い潜在能力
   b．豊かにする目的で，あるいはコントロール目的　良い潜在能力
     で使われる

---

* 多くの精神分析家が抑うつポジションという概念を用いることに賛成していない，と述べることが，ある精神分析家たちにとっては公正なこととなるであろう。ある指導的な分析家（エドワード・グローバー），が，抑うつポジションという概念が誤った一歩をあらわしていると強く感じたために，国際精神分析協会の個人会員の資格は持ちながら，英国精神分析協会から辞任したことは，有名なことである。

どんな概念図でも，せいぜいそれを作った人を一時的に満足させるといった程度のものである。それゆえ，自分でそうした図を作る気になった読者は，どんなことが論じられているにせよ，自分独自の観点について特別に記述した図を作ることになる。

　ここに示したのは，実際の臨床において，私が役に立つと思った図である（図2）。

　ここで特に述べておきたいことは，「良い乳房」を機能的に取り入れた結果，内側では良いものが全般的に，非特異的に増大する，ということである。その一方で，取り入れられた（それと見分けることができる）「良い乳房」は，以前の理想化の証拠であり，そうした取り入れは魔術的なものであって，本能的な経験を構成するものではない。ここで，教師の仕事が最もうまくいった場合には，教師は生徒に認識されない，という重要な諫めがある。なぜならば，そのときには生徒は，教師の授業を，取り入れて，そのうえで成長していると言えるからである。それとは対照的に，理想化によって，教師とその授業を，魔術的に取り入れる場合もあり，こちらの方がむしろすてきに見えるかもしれないが，問題は生徒たちが，その言葉の真の意味において，成長していないということである。通常は，教室においては，この二種類の教えることと学ぶことの，幸福な混合が起こっているのである。

　（食事のあとの）じっと考えている時間に，本能が停滞するときがあり，環境からの侵襲を外側からコントロールすることが必要となる。心気症的な段階においては，内向することで傷つきやすくなっているので，この段階が到来するためには，ほど良いマネージメントが必要になる，ということである。

　健康なときのように，人が活気に溢れているときには，大変な力が働きあっている。芸術家の仕事に触れることで，本能的な経験をしたあとの選別の作業について多少なりとも理解できるだろう。芸術家は（自分の仕事に対する自信と並はずれた技量故に）人間性にある力を，あえてそのほとんど限界まで働かせることができるからである。ベートーベンの後期の弦楽四重

第1章 抑うつポジション　87

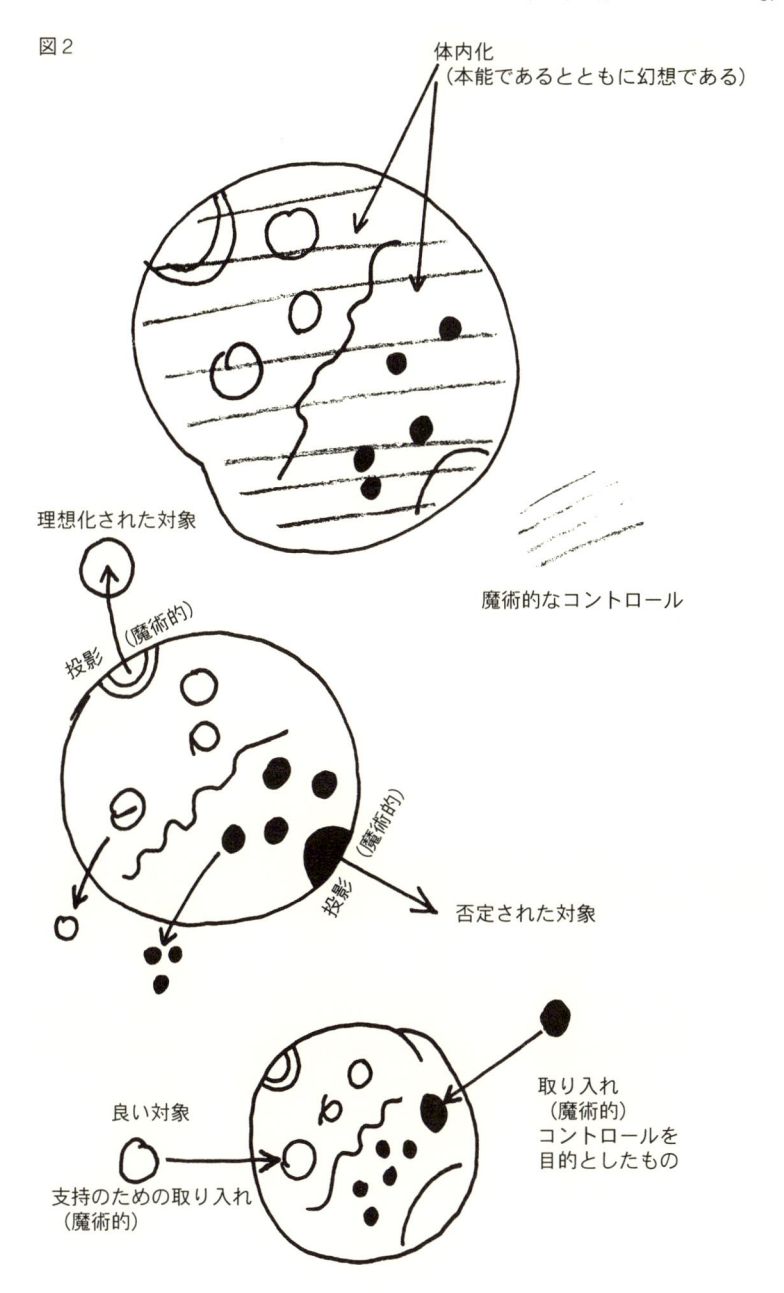

図2

体内化
（本能であるとともに幻想である）

魔術的なコントロール

理想化された対象

投影（魔術的）

投影（魔術的）

否定された対象

取り入れ
（魔術的）
コントロールを
目的としたもの

良い対象

支持のための取り入れ
（魔術的）

奏，ブレークのヨブ記の挿絵，ドストエフスキーの小説，英国の政治史等は，われわれに，内的世界の複雑さ，良いものと悪いものが混ざり合うこと，良いものが保持されること，一方，悪いものはコントロールされるが，それと同時に，その存在を完全に認めなければならないことについて，何かを示してくれる。こうしたことは一挙にすべて（幼児によってお腹にあるとされた）内的世界において始まるが，時間の経過に伴って，すなわち人生経験が豊富になるにしたがって，内的世界の内容もずっと豊かになるのはもちろん当然のことである。しかしながら，基本的な力やそれら同士の争いなどは最初から，本能的な経験が幼児のものとなったときからある。

　徐々に，内的世界からある種のパターンが，すなわちカオスから秩序が生まれる。この分娩は，心的なものでも知的なものでもなく，精神的な作業である。これは，消化の作業と密接な関連を持っているが，消化もまた，知的な理解とは別のところで行われるもう一つの作業である。それにひきつづいて，知的な理解が伴うこともあれば，伴わないこともある。

　この段階で安定性を獲得した幼児は，今後は，これは愛の領域へ，あれは憎しみの領域へ，というように区分けすることによって，あるものから逃れたり，また別のものを保持したりできるようになる。また，内的なものを区分けする作業を通して，それなりに生き続けていくことが，しかも（お腹の中にあると想像されている）精神のなかで生きていくことが認められるようになる。この時点以降，成長とは，外側と内側の双方の対象との関連のもとで身体と自己が成長することを意味するだけでなく，四六時中書き続けられている小説のように，子どものなかで発展している世界という，内側で起こっている成長をも意味するようになる。健康な場合には，内的世界におけるこうした人生と，生活や対人関係に基づく外的世界とのあいだには，頻繁なやりとりが行われる。それぞれがお互いを強化することになる（不健康の場合に何が起こるかについては，後で述べたい。92頁からと108-9頁を見よ）。

抑うつポジション：要約

A． それ以前の発達は，すべて当然のことと見なされている。

B． 幼児や子どもは，ときとして，自己の領域は限定されている，と感じはじめるようになる。

C． 自己は，一つのユニットとして，より確固に感じられるようになる。

D． 自己の外側にある対象は，全体的なものとして感じられるようになる。

E． こうした自己の全体性の感覚は，同時に身体と精神にも及ぶ。それ故，子どもが自己像として円を描いた場合には，身体と精神との区別はなされていない。
　　（私は，母親という個人が，毎日，毎週，常にその状況を抱えていることを想定している。）

F． こうした空間的側面の全体性に加えて，同様な傾向が，自己の時間的な統合性においても，すなわち，過去，現在，未来が結び合うことにおいて見られる。

G． 今度は，新しい特徴を持った関係が始まる段階になる。新しい特徴というのは，幼児や子どもが，いろいろと経験を積むことができるようになり，そうした経験によって変化するようになる一方で，同時に個人的な統合性，個別性，存在を維持しつづけることができる，という点においてである。

H．対人関係のなかの，本能を巻き込んだ，興奮した局面において，新しく発達した構造が試される。特に，興奮と興奮の間の静かな状態にいる幼児は，興奮した行動や思考がどのようなものであるかを注目して見ている。

I．幼児は思いやりをもつ(concerned)ようになる。これには二通りのやりかたがある。
　　1．興奮した愛情対象にたいする関心
　　2．興奮した経験の結果，自己に起こることに対する関心
この両者は，内的に関連している。なぜならば，幼児が，内面的な豊かさを伴った，内的構造のある自己を発達させることができることを通してはじめて，愛情対象もまた構造化され，価値のある人格と感じられるようになるからである。

J．原始的な愛情衝動にある，攻撃的で破壊的で強欲な要素から，愛情対象に対する思いやりが生まれるのであるが，そうした要素は，徐々に自己全体へと同化されていく（やがて，人格に組み込まれる）。子どもは，そうなると前回の食事のときに起こったことや，次の食事のときに起こるであろうことに責任を負いはじめるようになる。

　原始的な衝動は，第三者から見ると，残酷なものである。しかし，幼児にとっては，原始的な衝動は残酷以前（pre-ruth）なものである。子どもが最終的に一人の責任ある人間に統合され過去を振り返るようになって初めて，それが残酷なものだったのだなと感じられるのである。統合が達成されるようになってから（それ以前であることはない），耐えることができない罪悪感を引き起こす残酷さに脅かされて，すなわち，粗野で原始的で興奮した観念*にある破壊的な要素を認識することによって，子どもは本能的な衝動をコントロールするようになる。

　原始的な愛情衝動に対して罪悪感を抱くのは，発達の一つの達成といえ

よう。この罪悪感はたいへん大きなものであるので，ここで描写したような良循環の確立に続くゆるやかな過程を通してでなければ，幼児は耐えることができないだろう。たとえそのようにして耐えることができるようになったとしても，原始的な愛情衝動は，人生に伴うさまざまな困難の基礎であり続ける。そうした困難は健康なものなのだが，健康な場合以上に発達過程のなかで，思いやりを完全に経験するという特徴を持った段階である，「抑うつポジション」に到達することができない人たちに見られる。精神病患者たちは，もっと早期の，もっと根本的なレベルに由来する障害を持ち，彼ら固有の困難や固有の問題を抱いているのであるが，それらが生来のものでなく，人生の一部というよりはむしろ人生に到達する闘いの一部であるということであるために，とりわけ困難なのである。精神病の治療が成功すると，患者は生きることを始めるようになり，生きることに本来伴う困難を経験し始めるようになる。
　おそらく人間の経験する苦悩で最大のものは，正常な，健康な，成熟した人びとが経験する苦悩であろう。これは通常，認識されないことである。精神病院で出くわす明らかな混乱や悲惨や痛みの観察からは，誤ったところへと導かれてしまうだろう。しかし，この表面的な方法で苦悩の程度を推し量ることが一般的である。

---

* 原始的で興奮した衝動自体が破壊的なのではなく，破壊性が欲求不満による怒りを通して，想像力に補われて組み入れられるのだと考える者も多数いる。しかしながら，この理論の重要部分は，幼児の万能感というところにあるので，結果は同じことなのである。ニードに対する対応は決して完全なものとはならないので，幼児は怒るのである。しかし，この理論は正しいかもしれないが，私は個人的には根本的なものとは思わない。なぜならば，欲求不満に伴う怒りは，そんなに早期まで遡ることはできないからである。現時点では，私は，幼児の最早期の発達段階に即した本能的な愛と区別がつかない原始的な攻撃的かつ破壊的な本能を仮定する必要があると思う。
　［追記］1970年　注意せよ　本書を私が出版できなかった理由がここにある。私自身はこの問題を「対象の使用」(The Use of an Object) のなかで解決した［Winnicott, D. W : *Playing and Reality*］。

K. 本能的な経験が自己にどのような結果を及ぼすかについて関心を持つようになる。

抑圧の再評価

今までは，人間性の理論に必須な抑圧の概念を，優位本能の変遷に従って定式化してきたのであるが，これからは幼児自身の想像力を通して表現することができるものになった。体内化された対象や，対象との関係や，取り入れられた経験のあるものは，（文字通り）殻を被せられ（encysted）ることになり，同化されることや，内部にある残りすべてのものの真っ只中にありながら，それらから生き生きとした息吹を得ることを阻止する強力な防衛的な力に囲まれる。

幼児や子どもが自己に関する疑惑から自由になることは決してないだろう。なぜならば自分を区分けしたり再配分したりする作業が完璧になされることはあり得ず，完璧と思えたとしても次に起こる本能的な経験に乱されるからである。

このように，新しい経験がある度に想像力は豊かになり，経験が現実であるという感覚は強まる。経験に身体が巻き込まれている場合，われわれは体内化（incorporation），排泄（excretion），放出（evacuation）といった言葉を用いるが，こうした言葉は身体機能と精神的な練り上げとを考慮に入れたものである。内的状況からの危険がさし迫っている場合には，外的現実を取り入れて，このような本能的なあるいは機能的な表現ができるようになる時期を待つ余裕はない。そのような場合，「取り入れ」あるいは「投影」といった言葉で表現されるいっそう魔術的な過程が用いられることになる。

悪い力と悪い対象のマネージメント

対抗したり，コントロールしたり，駆逐したりすることができない悪い内的現象は有害なものとなる。それは内側からの迫害者となり，子どもは内側から脅かされていると感じることになる。これは容易に苦痛に転ずる。身体

疾患に起因する苦痛には，おそらく迫害的と呼ばれる性質が付与されるだろう。悪い内的対象や力といった観念から隔てられていれば，酷い痛みでも耐えられる一方で，内側からの迫害が予期される状況では，まったく取るに足らない疾患でも身体感覚でも苦痛として感じられる。言い換えるならば，そうした状況では苦痛耐性の閾値の低下が起こるのである。

　迫害的な要素が耐えがたいものとなると，それらは投影され，外的世界で見いだされる。多少なりとも耐える能力がある場合，子どもは外界から実際に何らかの迫害があるまで待つことになり，それを大げさに感じることになる。一方，まったく耐える能力がない場合には，子どもは悪い対象や迫害的な対象を幻覚することになる。この場合，迫害者は魔術的に投影され，自己の外側に妄想的に見いだされることになる。このように，迫害を受けることが予想される場合，現実の迫害は救いをもたらすが，これが救いとなるのは個人が自分は妄想や狂気に陥っていると考えないで済むからである。

　臨床的には二つの状態が入れ替わるのを通常見いだすことができる。二つの状態とは，一つは内的な迫害（すなわち，身体疾患の基盤がある／ない何らかの耐えがたい状態）であり，今一つは外的な迫害による妄想であるが，内的な，あるいは身体的な訴えによって一時的に救われることもある。

　臨床像としては，排泄することによって悪い対象からどうにか逃れようとすることが可能である場合と不可能である場合の，いわば中間に位置する子どもがある。彼らは糞便のなかの迫害的な要素を怖れるあまり，この過程を完遂することができないのである。表面化する症状は通常便秘であり，（直腸に保持されている間に脱水されて硬化した）糞便は迫害者を表すことになる。この理論が初めて提唱された時点＊では，迫害者はお腹のなかにいる時点から迫害を始めることや，実際には迫害的な性質は口唇サディズムの衝動に由来することは知られていなかった。

　しばしば両親（と医者と看護師）は糞便を怖れている。この恐怖は子ど

　＊　[Ophuijsen, J. H. W. van (1920)：「迫害感覚の起源について」]

の直腸を，常に緩下剤や浣腸や座薬によって空っぽにしておくという形で表現される。このように扱われた子どもは，迫害的な観念と自然には折り合う機会がない。一方，こうした両親の行動は，しばしば肛門の過剰刺激を起こす。このようにして肛門は官能的な器官として過度に強調され，口唇に属するエロティシズムを引き継ぐことになる。肛門は，このような状況のもとでは，持ち主にとって，最早役には立たないが迫害的になる可能性を有する素材が通過するところとしてよりも，興奮しやすい感覚器官として重要となる。

　子どもの糞便に対しての，糞便の代替物に対しての，糞便の運命についての，また排泄機構全体に対しての興味はよく知られているが，これは糞便の潜在的に迫害的な性質から力を得ているのである。同じことが排尿機能によっても表現可能である。

　やがて，生殖機能が完全に確立すると，精液が潜在的な迫害者と同等視されるかもしれない。その場合，それから免れることができない場合には，身体は内側から損傷されることになる。このようにして精液は悪いものとなり，男性には愛している女性を受胎させることができるものとは，（現実には受胎が起こり，当の男性の目の前に受胎した結果の健康な子どもがいるとしても）感じられないことになる。これの程度の軽いものが，健康な男性が自分が妊娠させた女性のことを気にすること，すなわち彼の父性性を説明する。

　女性においてこれに相当するものは，男性が自分に提供してくれるものは彼自身が怖れている迫害的な要因のみであり，彼女にできることといえば，悪いものを自分の手から放したいと思っている男性に使われることを避けることだけである，という感覚である。このようにして，未解決の内的葛藤の残渣は，性的な能力を邪魔することがある。

内的な豊かさと複雑さ

　ここまでくると，内的世界は何かしら無限に豊かになるものとは思えるだ

ろうが，無限に複雑になるものとはおそらく思えないだろう。複雑さとは自然に発展するものであるのだが，その基盤は単純である。

　内的世界の機能とそれへの個人の関係の仕方については，各種の精神療法によって，内的世界がどのように影響を受けるかを調べることによって興味深い検討が加えられるだろう。

　「抑うつポジション」は，あらゆる年齢にわたって人間に関わる者すべてにとっては興味深いテーマである。こうした非常に早期の情緒発達はまた，ただ単に理論的に興味のある現象なのではない。これらはすべての人類にとって人生を通して基本的な作業であり，またそうであり続けるだろう。その作業の内容は同じであり続けるかもしれないが，人間が成長し発達するにつれて，人生という真の苦闘に従事している個人というものの存在は色濃くなるのである*†。

　＊　ここにタイプで残された原稿がある。
　　　離乳　ここに離乳についての論文を挿入すること。
　　　［これは『子どもと家庭の外的世界』に含まれている「離乳」(1949) の章を指していると思われる。］
　†　このパラグラフの縁には「書き直すこと」と記されている。

第 2 章
内的世界の主題の発達

はじめに

　ここでいう内的世界とは，幻想のなかで，自我の限界内に，そして身体の皮膚の内側で保持されている限りは，パーソナルな世界である。われわれはいまや，内的世界をそれ自身として検討することができるところへきた。もちろん，実際の人生では，ある人格の内的世界は，その人の外的な関係のなかで起きる出来事に応じて変化し，あるときはクライマックスに達したり，ときには部分的に成功をおさめるものの，別のときには満足に達することに完全に失敗する本能衝動に従って，常に転変していくものである。

　内的世界は，それ独自の安定に到達するが，その変化は，外界との関係のなかで自己全体が経験することに関係する。不満足な* 経験は，内部にある悪いものの存在を導き，その力を強化するように働く。これらは制限されたり，コントロールされたり，消滅させられない限り，内的な迫害者となる。子どもは，その存在と脅威を，痛みの感覚や病気，不快なことに対する知覚過敏を通して知る。

妄想的な生き方

　あまりにも大きな脅威を引き起こすので，（本能的な経験と結びついてい

---

　* ここでいう「不満足な」という言葉の意味は，後で論じることになる。

る）排泄されるまで成り行きにまかせることができない迫害者の一群は，投影を通して，すなわち魔術的に，消滅させなければならない。すぐ間近の外的世界に悪いと認知される何ものかがあるときには，それが迫害者となり，子どもの妄想的な体系は，外界の現実の脅威への反応の影に隠されてしまうだろう。悪いものが何も手に入らない場合は，子どもは迫害的な内容の幻聴を持つことになり，結果的に迫害妄想に至ることになる。人びとは，どのようにすれば自分たちを迫害する世界が手に入るかを徐々に学ぶようになり，妄想の狂気に陥ることなく，内的な迫害から安心を得るようになる。

　こんなにも早期から，妄想的な生き方を臨床的に確認できるということは興味深いことである。子どもが，明らかな迫害的な傾向をまったく見せずに何年か人生を送ってから，予想されていた迫害状況が発展してくることもある。しかし，そういう場合には，変化を説明する何らかの大きな外傷，たとえば脳震盪，乳様突起の手術，あるいは二，三の不適当な条件がたまたま重なることなどがありうる。しかしながら，幼児期に確定診断をつけることはしばしば可能なのである。

　病歴をとると，発病の時期は通常明確である。しかし，迫害への過敏性，疑い深さとよそよそしさは必ずしも一番最初の時点，すなわち母親が関係を最初に確立すること，世界を幼児に示してみせることに（それもおそらくは母親自身に責任はない）失敗した時点に存在することがまれでない*。

　神経過敏な性質があるように見える多くの幼児は，長期的かつ子どもに特別に合わせた育児を経験するうちに，世界に対してある程度の自信を持てるようになる。迫害を受けることが予期される年長の子どもでさえ，特別なマネージメントを通して，その状況を改善していくことがしばしば可能である。

　精神療法では，口唇サディズムを抑圧から解き放つことによって，必要な深い変化が起こりうる。しかし，こうしたことは徹底的な個人分析治療を通

---

　　*　後の 124 頁以降，および 145 頁以降を参照。

して初めて可能なのである。

抑うつと「抑うつポジション」

気分としての抑うつには，さまざまな原因がある。

(1) 解離した状態から全体的な状態にまとまった最初の瞬間に，本能がコントロールされた結果，活力を失った場合。
(2) 通常の健康な疑惑が起こった場合。すなわち，本能的な経験の後に続いて自己認識の状態が起こるのであるが，良いものと悪いものを区別することが可能になり，内的な対象や力や現象を取り扱う一時的パターンが可能となるために熟考したり時間をかけたりする前の段階である。
(3) 内的な現象に対しての疑惑があまりにも増大したために，内的世界の生活全体への盲目的な抑圧が防衛として用いられた結果起こる気分としての抑うつ。これは(2)の状態が誇張されて病的な水準にまで達した場合である。

注意しなければならないことは，抑うつという臨床用語には他にも非常に重要な意味があることであり，正常発達における一つの段階としてのいわゆる「抑うつポジション」は，（たとえば）離人症に見られる抑うつ状態を説明するのには役立たないということである。

幼児期の抑うつはよく記載されている現象であり，稀ならず見られる臨床的現象である。しかし，鑑別診断上忘れてならないのは，比較的稀な身体的状態（たとえば，鉛中毒など）である。

私の見解では，クラインは，幼児が正常でも抑うつ的になる，すなわち臨床的な状態としての抑うつ気分になるとは主張しなかったが，病的な状態ではそうなることを知っていた。しかし，彼女は抑うつ的になれる能力，反応性でうつ病になる能力，喪失を嘆く能力は，生来的なものでも病的なもので

もなく，健康な情緒発達の一つの達成であり，すべての健康な幼児の発達において，今こそこの能力に到達したと言いうる時期があると主張した。この段階は「情緒発達における抑うつポジション」と命名されたが，もっと良い名前があればそれに代えられるだろう。重要なことは，幼児に，もしくは個人に，全体的な愛の衝動にある破壊的な意図に伴う責任を受け入れる新しい能力があることであり，その愛の衝動には，幼児の要求が万能的であるために，欲求不満に対する怒りも含まれるのである。

躁的防衛

健康な発達にとって必須なこととしてあげられるものには，ある種の真面目さ，自己について疑いを持つこと，黙想に耽る時間を必要とすること，一時的に希望のない局面に陥りやすいことなどがある。こうした状態は，一時的に正反対のものに，たとえば休暇がちょうど仕事の正反対であるように変形されることもある。

健康な場合，抑うつは潜在力であり，人格の中核にあり，健康であることの証である。この抑うつはある種の真面目になる能力として表面化するが，漠然とした身体的不健康という形で疑いとしても，現われる。また，これは否認された抑うつという形でも現されるが，われわれの心のなかで，子ども時代早期の観念に伴われた幸福感と休みのない活動性と一般的な元気のよさの背後に隠されているものである。このように正常な場合には，躁とうつとの間の振れは，子どもの生活全体のなかで，急な喜びによって中断させられる欲求不満や，突然の苦痛な瞬間によって中断させられる子どもの元気よさの揺れとして表面化する。

抑うつ気分は，剥奪児といった特別な場合を除いては，このように滅多に表面化することはない。通常，抑うつはある種の気分の悪さに隠されているので，母親に慰めてもらうことになる。元気よさを強調することの背後に抑うつの否認が隠されている。小児科外来で最もありふれた診断は，「一般的不安多動状態」であるが，これは成人の「軽躁状態」に相当し，中核にある

うつの否認を示唆している。これは，抑うつ的になる能力の達成が危機に晒されており，子どもは何とかその能力を保持しようとして組織的に抑うつの否認を試みているということができるだろう。他にとりうる道としては，情緒発達過程のなかで統合が達成される以前の状態への後退，すなわち「抑うつポジション」が達成される以前まで，別の言葉でいうと，狂気に戻るという深刻な事態である。

年長の子どもたちのなかには，組織化された躁うつ病を見ることができる場合があるが，これは成人で見られるものと二重に似ている。しかし，われわれがここで出会ったのは通常でないもの，すなわち組織化された病気である。（それに対して）一般的不安多動状態（軽躁状態）はほとんど正常な子どもに見られる臨床的な状態であり，この状態とよく知られている幼児期と早期児童期の情緒的不安定さとをはっきりと区別することはできない。人生のこの時期においては，涙が大きな喜びと混ざり合ったり，喜びに悲しみが混ざったりするのである。

躁的防衛において否認されていることの中核は，内的世界のなかの死，すなわちすべてに見られる死の状態である。躁的防衛においてアクセントは生や，元気の良いことや，生きていることの究極的な証明としての死の否認に置かれている。

気分の変動と人格における思いやりの能力との関係を理解することは，家庭と学校の双方において，子どもの通常の行動を理解するうえで非常に価値があることである。

第3章
さまざまなタイプの精神療法の素材

　精神分析をしているとき，分析家は解釈のために提出された素材の主たる供給源として，何らかの徴候を常に探し回ることになる*。

　ここで，分析中の患者が提出する素材のタイプについて検討することは読者に有用だろう。これらのタイプを分類することは可能だろうが，実際の治療においては，分析家は常にこれらのタイプの混合に対応する用意ができていないといけない。最初に治療の始まり方について注意を向けておくことは，精神分析をプレイセラピーや，あらゆる種類の集団精神療法と明確に分かつうえで必要である。精神分析においては，（精神病患者のニードに応じるために修飾を施された分析を除いて）治療は，表現することはできるがまだ患者には十分には受け入れられていない臨床素材のなかの何らかの要素を意識化させる解釈を，最初に行ったときから始まる。

　たとえば，3歳の男の子が3個の積み木でトンネルを作り，2台の列車を取ってきてトンネルのなかで衝突させたとする。それに対する解釈：君の内部で人びとは出会うけれど，君は彼らをしっかりとつかんでいて，彼らをぶつけることも離れ離れにしておくこともできるんだね。君はお母さんとお父さんのことを話してくれて，二人が愛し合ったり喧嘩したりすることを伝えてくれたけれど，君はそうしたことすべてから置いておかれてしまっている

---

* 改訂のためのノート：精神分析は患者とともに始まる＋→無意識の共同作業過程，親密さの活用と成長，自己開示，「不意打ち」の方向へとテーマを発展させること。

ようだね。(この男の子は,列車をぶつけたときに急性の喘息発作を起こしたが,分析が始まって3分も経たないうちに与えられたこの解釈によって,喘息の発作は即座に和らげられた)。これが転移分析ではないことは明白である。分析家として私が行ったのは,この男の子が持ってきた人びとに対する信頼を,この早い段階で現金に換えただけのことである。この男の子が治療に持ち込んできたのは,彼自身がすでに慣れ親しんできた両親の態度に基づいたある種の期待であり,おそらく治療に来る前に言い聞かせられたことに影響を受けたことである。それにもかかわらず,一旦私がこの解釈をするや否や,治療が始まることになったのであり,引き続いて現われたすべての素材は,私がこの男の子の人生のなかに,物事を言葉にすることができる存在として入り込んだという事実,私がさまざまな情緒に溢れた状況を客観的に取り扱うことができること,私が葛藤を耐えることができること,患者のなかで何がまさに意識化されようとしており,それを自分のこととして受け入れ可能かを理解することができるという事実に影響されることになった。

　この症例においては,この解釈がなされなかったなら,男の子は喘息のまま帰宅することになり,治療は最初の段階から暗礁に乗り上げただろう。しかし,多くの場合は急ぐことはない。子どもは分析家が行う治療に来ていると考えているので,深いレベルで治療を動かすためにはどのような解釈を施せばいいかを決定する前に,少しずつ情報を集めることができるのである。

　患者の協力は大部分が無意識的であるが,どのような素材を提供するかについては,分析家の言葉によるところが大きい。患者は(たとえどんなに若くても)分析家が最も働きやすい方法を判断することができ,最も欺かれやすいところも識別することができる。

　分析の材料は(子どもの場合であれ大人の場合であれ)大雑把にいくつかの類型に分類することができる*。

---

　*　改訂のためのノート:環境の違いによる分類を付け加える。

(1) 完全な人間同士の外的な関係。
(2) 内的世界からの実例（sample）と幻想生活の主題の変奏（内部もしくは外部に配置されている）。
(3) どの作業が実行可能かという観点から知性化された素材。しかし，この作業は，転移関係のなかで感情を伴って別の形で繰り返されなければならない。
(4) 自我の構造的な脆弱性，関係を持つ能力を喪失する脅威，非現実感や離人症の脅威を主として示唆する素材。

　(1)　この素材の分析は，私が冒頭で述べたことと軌を一にしていることであり，解釈は転移状況で発生しつつある意識に向けられる。分析の中身は身体的な機能をめぐって練り上げられた本能的な経験や幻想であり，精神分析家の目的は抑圧の働きを量的に低減することである。分析的なセッティングであるという特殊状況が，抑圧が軽減された段階で，患者が新しい可能性を組織化し，社会化することを助ける。

　こうした素材の例として，同じ小さな男の子の分析の細部を引用する。あるとき，彼は階段を駆け上って面接室にやってきて，「僕は神様だ」と私に警告を発した。それで私は，自分が悪い人として，罰せられるべき人として使用されることを予期した。彼のその気持ちは強烈だった。彼は，自分が部屋の中央にある机の上に立とうと，すぐに策を練ったが，私は彼から十分に離れていたので，彼が私をだますのは難しいと思われた。しかし，私は特別に注意を払っていたにもかかわらず，気がついてみると彼が隠し持っていた棒で眉間を叩かれていた。彼は自分を，内的世界のなかで力があって厳格な人物と同一視しており，私のことを彼自身がそうであるエディプス三角の息子の位置を占めるものとして，殺されるべき存在として使用していた。ここでまた，彼が私を傷つけたことですまないと感じるような考えが浮かぶ前に，早急に解釈が行われる必要があった。現実に生じている素材では，悲しんだり罪悪感を抱いたりする余地はまったくないようだった。私は似てはい

るがより懸念の少ない素材から，こうした緊張したときにまさに何が起こっているかを知り得ており，別の場合には役割が交代していたこともあって，彼の不安が大きいことを理解していた。他のものと同様に，この素材もまた，内的世界をサンプルしたものと呼ぶこともできるだろう。しかし，完全な人間としての彼と私との対人関係における無意識的空想が表現されたということが，ここで起こった主なことである。

(2) 分析のなかで内的世界の素材が現わされた例として，私は机が特別な目的をもって使用され，遊びが机によって作られた限界のなかにしばらくのあいだ留まっていた子どもの遊戯療法の例を呈示しようと思う。当然のことながら，この実例には表象されていない世界がある。しかし，この実例においては，小説の新しい章が書かれるように人生が表現されているのである。そこには良い人物もいれば悪い人物もおり，またそこには統合が達成されており，自己を構成する記憶や感情や本能など全体に対して責任をもっている子どもの内的世界に特徴的なすべての防衛のメカニズムの表象があった。おそらく何か荒々しいことが起こることで境界が踏み越えられてしまうのだが，境界が破綻するという現象自体が重要なのである。しばしば子どもは面接室をいくらか薄暗くするが，そのとき分析家は子どもの内部にいて，子どもの指示に従って次々と役を変えていくことは歴然としている。その世界を支配するのは魔法であり，魔術によるコントロールは子どもの言語的な指示によって表されるのだが，それによって分析家は支配され，部屋のなかの対象は変形し，子どもの気まぐれによって規則まですぐに変えられてしまうのである。こうしたやり方で面接室が変形されて壁が子どもの自我の境界を表すようになると，外界は締め出されることによってある程度まで変形を加えられることになる。内側から外側へと移動することは簡単ではないので，面接時間を終了するためには巧みな技術が必要となる。引きこもりの強い子どもの場合には，分析家は，悪い力や対象が外界に締め出された，人工的な良い世界に入り込む。そのような場合，分析家は終わりのない魔術的な行動の

連続のなかに取り込まれるのだが、子どもにとっては、分析家が次に何が起こるかを予測できないのが不思議でならないことである。子どもは飛ぶことができ、分析家は子どもを連れて面接室をぐるぐる飛び回り、食器棚のてっぺんにある巣にまで連れて行くことを当然期待されている。このとき部屋の外ではありとあらゆる迫害的な力が横になって待ち構えており、ちょっと音を立てただけでも恐怖が引き起こされるのである。第三者が偶然部屋に侵入することは破滅的なこととなりうるし、面接時間の終わり方には特別な技術が必要となる。この内的世界の素材は、分析家がそのなかにいることによって大きく影響される。特に、分析家が何が求められているかを非常に素早く理解し、魔術的なコントロールを欲している子どものニードのなかで演じることができる場合は、影響は絶大である。子どもが失った客観性と現実感を保持している分析家は、子どものニードに合わせて非常に敏感にさまざまな役を演じているときでも、魔術的なものを求める子どものニードと外的現実に属する事実を求めるニードの双方を認識している。このような内的世界の素材に取り込まれてしまうと、分析家が解釈を施す余地が限られてくる。しかし、1セッションの間にはこの内的世界の細々としたことと、子どもの外界との関係の出来事とを結びつける機会が何度かはある。外界との関係とは、完全な人間としての子どもが出会った本能生活上のことであったり、最近24時間に子どもが出会って取り入れたりした人の人生である。

　分析家が空想（fantasy）という言葉を不適切と感じるのは、このような臨床素材を提供してくれる子どもと遊んでいるときであり、そうした不自然さを解消してこの言葉の持つ無意識的な性格を明らかにするために、幻想（phantasy）という綴りが編み出された。しかし、空想は必ずしも無意識的ではないということからも、この言葉では不十分なのである。心的現実という言葉は、患者によって示される幻想はそれ自体本物であって、ある程度意識的なコントロールのもとにあり、欲せられない要素は篩にかけられたというニュアンスのある空想という言葉とは遠く隔たっている、という分析家の理解を表しているものである。心的現実の素材は否認されることがないのだ

が、それは排除された素材もまたどこかに置かれなければならないからである。

　(3)　知性化された素材の例としては、子どもの分析の局面で大人のように夢を報告したり、質問を投げかけたり、状況の客観的な議論を期待する段階を挙げることができる。この時期になって初めて作業が捗る分析もあり、特に大人と青年の場合はそうである。小さい子どももときにはこのやり方で分析家を利用する。しかし、この作業は予備的なものであり、小さな子どもの遊びのなかで徐々に明白に現われる、より直接的な表現が利用される。小さな子どもの分析と大人のそれとが異なる点は、小さな子どもの場合には行動化は遊びの形で面接時間内に起こるのに対して、大人の場合はほとんどすべての行動化は分析の外の生活のなかで起こり、分析の作業の大部分は言語を介して行われるということである。しかし、分析家は大人のなかの子どもにも、小さな子どものなかの大人にも備えておかなければならないだろう。

　(4)　自我構造に関わる不安を示唆する遊びの素材として、私は躁的な爆発が激しい解体を暗示した6歳の少年の一例を挙げたい。彼は円いテーブルを使って、その縁に家を並べ、その内側にさらに一列に家を並べた。2列目の内側に漸く生き延びるだけのスペースがあった。この限られた生き方について解釈することはいくらでもできただろうが、主な解釈は身体境界、自我境界が強調されすぎたことに関して行われた。このことに関連して、この少年のなかには非常に大げさな人格が育ちつつあった。別のときに、彼はたくさんの仕切り部屋を暖炉の上に作り、それぞれの仕切り部屋のなかに内的世界の生活の実例を配置したが、それぞれのコンパートメント間の関係を認めることはなかった（防衛としての解離）。

　1年前に私が援助できたことによって、精神病的な時期から回復した6歳の少女が、自分の意志で妹を連れて私の面接室に戻ってきた。妹の方は玩具を取って普通の子どものように遊んだが、私の患者だった方の少女は私の部

屋の端から端まで家を並べて延びる道路を作った。私は，彼女が私の家と10マイル離れた彼女の家を合併させようとしていること，それと同時に過去を現在と結びつけることで治療終結後の1年間，私との関係を維持するために彼女が持った緊張を伝えようとしているのだと理解することができた。

　精神が身体に住みつくことに関連した臨床素材はさまざまな形をとる。身体が傷つけられることや興奮していることであらわされることもあれば，遊戯療法の場面で身体がそれとはっきり指し示されていることもある。患者と治療者の愛情のこもった接触が目立った特徴となってしまって，分析の他の素材のようにわざと作り出されたために，解釈が必要になることもある。見せ掛けで食べ物を摂ることと，実際に食べ物がもたらされてそれを消費することとは同様に重要なことがありうるし，もっと直接的に性的に言い寄ることもありうる。提示された臨床素材に対する解釈を期待することができるようになった子どもは，その面接時間のニードに従ってあらゆる素材を，驚くほど自由に生み出すようになる。

第4章
心気的不安

　人間は限界膜（limiting membrane）によって区切られた内部と外部からなるとする理論家の概念は，同時に幼児が自己を創っていくこと，人間の仲間になっていくことをデッサンしたものでもある。幼児は内側と，私が述べた内側の現象，すなわち精神と身体とに同時に関心を抱いている。精神-身体的（心身）という言葉が特別な意味を持つようになるのは，まさにここである。

　赤ん坊の視点からは，最初は身体と精神がただあるだけである。ここで不健康と自分自身への疑惑とが同一であるような状況が起こる。あらゆる年齢の心気症患者にとって，問題は病気ではなく疑惑である。赤ん坊にとっても，心身症患者にとっても，もっと高尚な哲学的懐疑論者にとっても，問題なのは内部の「良い」力と「邪悪な」力のバランスである。

　身体的な健康は感じられたり認識されたりする限り，幻想へと翻訳されるが，それと同時に，幻想のなかでの出来事は身体のものとして感じられるのである。たとえば，罪悪感は嘔吐として表現されうるが，（おそらくは生理的な原因による）嘔吐は秘密の内なる自己を露顕させたもののように，その結果，災難のように感じられるのである。病気をさておくとすると，自分の精神についての疑惑と闘っている幼児にとって，身体的に健康であることは積極的に支えられることである。また，精神的な健康は，消化，吸収，排泄を含めた身体的健康を増進することになる。

精神身体医学〔心身医学〕の研究者が，自分の研究テーマの起源を調べるためにさかのぼらなければならないのは，発達のこの段階である。ここでは，身体疾患と心理的疾患の相互関係という膨大な研究テーマの基礎を見いだすことができる。精神科医は，うつ病や心気症（パラノイアもそうである——後述）といった多くの現象の説明をここで見いだすことができる。精神科医はまた，幼児の精神医学のなかに，ある副次的な現象が「精神」疾患によるのか，「知的」なことから二次的に起こったことなのかといったことでまごつくことがきわめて少ない，といった種類の精神医学を見いだすだろう。精神分析家は当然のことながら，ここのところを最大限の関心を持って見る。転換ヒステリーの研究において，赤ん坊が本来どのようにして身体に巻き込まれるのかということや，身体にどのような感情や考えを向けているかを調べることによって，理解されることもある。

第Ⅳ部

本能論から自我論へ

はじめに：
原初的な情緒発達

　情緒発達のより早期の現象を記述するのに，私はわざと三つの異なった表現を用いることにした*。
　最初に私は，

　　A．外的現実との関係の確立について，

次に，

　　B．未分化な状態からユニットとしての自己が統合されることについて**，

引き続いて，

　　C．精神が身体に宿ることについて，

論じることにする。
　私は，記述していく順番を決定するために用いることができる発達上の明確な順序を，見いだすことはできなかった。
　発達する人間に関する研究を，より早期の段階に遡れば遡るほど，われわれは環境の問題によりはっきりと，より深く巻き込まれていくだろうし，そ

　＊　Winnicott, D. W. (1945):「原初の情緒発達」は，この主題を，別のかたちで論じている。
　＊＊　改訂のためのノート：未統合と統合。

のことを精神療法の言葉で表現するならばマネージメントということになることを述べておかなければならないだろう。しかし，表現を複雑にしないために，外的環境という大きなテーマに関しては，別に一つの章を設けて論じることにした。なぜならば，環境がいかに重要なものであろうとも，個人は残るのであり，個人が環境の意味を創り出すからである。

第1章
外界の現実との関係の確立

興奮した関係と静かな関係

　この主題の二つの局面，すなわち「興奮した」関係と「静かな」関係は，お互いに区別した方が便利だろう。

　われわれの心のなかには，常に赤ん坊がいる。理論的には最初となる摂食（feed）を想像してみよう。ここに本能的な緊張を強めつつある赤ん坊がいる。そこに期待，すなわち幼児が，それが何であるのかを分からずに，何かをどこかで見つけようと準備している状態が生まれる。静かな，あるいは興奮した状態では，これと同種の期待はない。ほぼちょうどよいときに，母親が乳房を差し出す*。

　仮に母親がこの仕事に没頭することができるならば，彼女は興奮した関係を開始するのに必要な舞台装置を提供することができるだろう。なぜならば，母親は，まさにこの仕事をするように生物学的に方向付けられているからである。

　この理論上の最初の摂食は，実際の最初の摂食でもある。しかし，実際の経験は，単一の出来事ではなく，いろいろの出来事の記憶を集めたものである。新生児はあまりにも未熟なので，この最初の摂食は，一つの情緒的経験としては重要なものとはなりえない，ということができるかもしれない。し

---

*　この主題はそのままでも充分複雑なので，私は，乳房代理物や母親代理物を導入することで，さらに複雑にすることは避けたいと思う。

かし、最初の摂食がうまくいけば関係が確立されたことになり、その結果、その後の摂食のパターンはこの最初の経験から発展し、今後は母親の仕事がとても簡単になることは、疑問の余地がない。反対に、もし最初の摂食が失敗に終わるとたくさんの問題が引き起こされ、実際に、管理の早期の失敗のときから、長く続く不安定な関係というパターンが見いだされるようになるだろう。

　（理論上の）最初の摂食のときに、赤ん坊は創造する準備ができているのであり、母親の方も、赤ん坊に、乳房と、乳房が意味するものは、必要から生まれた衝動によって創造されたという幻想を抱かせることができるのである。

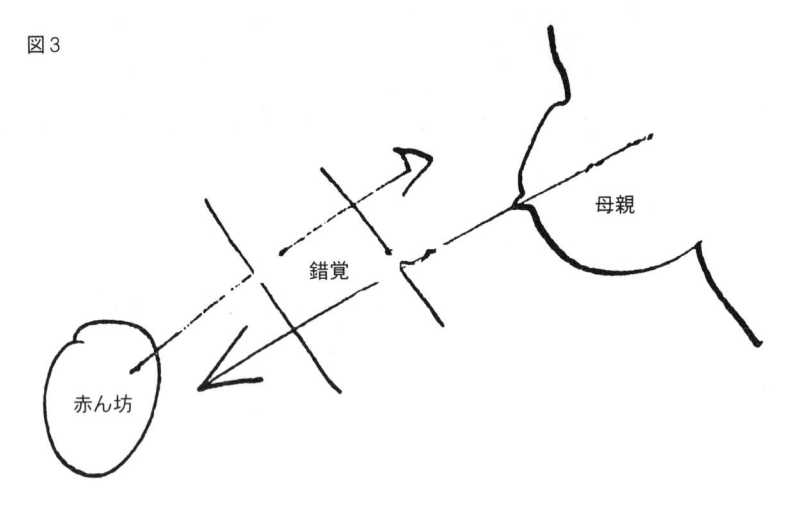

図3

[図：母親、錯覚、赤ん坊の関係を示す手描きの図]

　もちろん、詭弁を弄する哲学者としてのわれわれは、赤ん坊が創造したものは、母親が提供したものでなく、幼児の（情緒的な）ニードにきわめて敏感に応じることができる母親が、赤ん坊がこの錯覚にふけることを受け入れることができることを知っている。この点に関して母親が「ほど良く」なければ、幼児は、傍観者であるわれわれが、現実世界だとか、外的な、あるいは共有された現実だとか、幼児によって創造されたのではない世界と呼ぶところの、対象や人びととの間で興奮した関係を持つことができる能力につい

て，希望を持つことはできないだろう。

　最初のうちはニードはほぼ正確に応じられていき，幼児には，外的対象を創造したという錯覚が提供されていく。母親の，（情緒的な）ニードに応える能力は徐々に減じていくが，幼児はこの変化に対処する手段を持っている。幼児の現実感覚の確立がなされるのは，外的なものは外界にあるという母親の主張によってであると考えるのは誤りである。この章の用語でキーワードとなるのは，錯覚と脱錯覚である。錯覚がまず最初に与えられねばならない。そのあとで，幼児が脱錯覚を受け入れたり，それを利用さえする方法はいくらでもある。

　このような興奮した経験は，静けさを背景として起こる。そしてそこでは，母親と赤ん坊との間には別の関係がある。われわれが考えているのは，非常に依存的な状態にありながら，そのことについてまったく気がついていない幼児である。依存の本質的部分を構成する環境を提供する母親の存在をここで想定することは，単純化しているとしても筋の通ったことである。完全な依存があるところには，正確な対応（adaptation）がある。言い換えると，母親の対応に失敗があるときには，幼児の個々の人生の過程に歪みが生じる。幼児が生まれる以前は，母親は身体的な側面から，幼児の環境を担っている。そして，幼児が生まれてからも，母親は，身体的なケアを提供し続けるが，これは最初のうち，幼児が受け取ることができる唯一の愛情表現である。理論上の最初の摂食とわれわれが想定する時点までに，対応とその失敗のリハーサルは数限りなく繰り返される。この理論上の最初の摂食のときには，幼児はすでに何らかの期待を持っており，何らかの経験も有しているが，それらは多かれ少なかれ状況を複雑にする。状況がそんなに複雑でないときには，とても単純なことが起こる。単純なことを表現する言葉を見つけることは難しい。しかし，幼児自身が生き生きとしていることと，本能の緊張が増してくるにしたがって，幼児は何かを期待するようになる，ということはできよう。そこで幼児は手を伸ばそうとするが，それは直ちに，想定された対象へ向けられた口の運動や，衝動的な手の動きのかたちをとる。私

は，幼児は創造する準備を整えているといっても，場違いでないと思う。創造の過程で用いられる記憶された素材がある場合には，対象の幻覚があるかもしれないが，理論上の最初の摂食を考えるときには，そのことを前提とすることはできないだろう。ここで，新しい人間が，世界を創造する位置にいるのである。その動機はパーソナルなニードであり，われわれはニードが徐々に欲望に変化する様を目撃しているのである。

それまで，身体的なケアという単純な現実を通してもっと原始的なニードに応えていた母親は，今や新しい役割を担うことになる。母親は，創造の特別な瞬間に立ちあわなければならないし，そのことを自分が幼児に同一化する能力と，幼児の行動の観察を通して知らなければならない。母親は，発見されるべく待っていなければならないが，自分が幼児によって創造されるということ，すなわち，自分の役割を演じ，それぞれの幼児によって新しく創造されなおすという事実を，知的に理解しておく必要はまったくないのである。

自分自身がへとへとに疲れる経験をちょうどくぐり抜けてきた母親にとっては，たいへん困難な仕事であろう。母親自身が，ある種の潜在力を持って，準備できていなければならないので，生産過剰の乳房も，完全に無活動の乳房も，いずれも本当に相応しいものではない。母親は，夫の性的能力と遭遇した経験に大いに助けられる。ともかくも，母親は潜在的な興奮を伴った準備を何とか整え，その結果としてミルクを与えることができるようになる。母親は，ここで子どもの要求に，完全に正確に応じることを期待されてはいない。幸運なことに，幼児も厳密な行動パターンを求めているわけではない。すべてがうまくいけば，幼児は乳首を見つけることができる。そしてこのことは，摂食ということを抜きにしてもたいへんな出来事である。理論的には，幼児がこの対象を創造することが大事なのであり，母親がすることは，自分の乳房の乳首をまさにそのときに，ちょうどそこに置くことによって，自分の乳首を赤ん坊に創造させることである。母親にとって，赤ん坊がこうした方法で，創造的に，乳首を発見することは，疑いもなく重要なこと

である。関係のこのように微妙な開始にはそれなりの条件が必要だが，産科病棟の一般的傾向として，幼児と，幼児の生きる世界としてわれわれが認識している世界との関係がまさに始まるときに，この重要かつ必要なことは無視されがちであるために，正しい条件が常に満たされるとは限らないことは認めなければならない。

興奮した関係に対する幼児の能力は，摂食の経験（やその他のタイプの興奮する経験）の総和によって構成されるが，理論的な議論においては，相変わらず最初の摂食が原型となるのであり，実際には，われわれが努力を傾けるのは，最初の摂食をよりよくやりとげるようにすることである。

すべてがうまくいけば，関係はたちまち確立するかもしれないが，一方，何か問題がある場合には，母親と幼児がお互いに折り合うのに長い時間がかかるかもしれないし，母親と幼児が最初から関係を作るのに失敗して，いつもではないとしても，（両者ともに）この失敗の結果に長期間悩まされることも稀ではない。

何パーセントかの失敗は予想しておかなければならない。なぜならば，いろいろな赤ん坊がいるわけであるし，母親の側でも，ちょうどよい瞬間に，自分の乳房の潜在力を発揮する準備ができているとは限らないからである。この時点で失敗が起こることは稀でないが，それが無益なものとして，幼児の発達にとって破滅的であるとは限らない。赤ん坊も母親も準備ができているにもかかわらず，条件が満足いくものでなかったり，誰かが妨害することがある。ここで考えなければならないのは，子どもを生んだばかりの母親たちの世話や，新生児たち自身の世話に従事している医師や看護師の心理である。幼児の人生のこうした早期の段階を特別に担当したり，出産後の最初の週の母親の世話をすることを，特別に学んだ看護師はいない。幼児と母親の最初の出会いのあり方が，多くの普通に健康的な婦人に大きな不安を呼び起こすことは想像に難くない。そうでなければ他の面では熟練して優しい看護師が，しばしば母親がとるべき責任を引き受けてしまい，その出会いを自分の手中におさめてしまい，実際には赤ん坊に乳房を無理強いしてしまうこと

の説明をつけることはできないだろう。看護師が，最大の善意をもって，赤ん坊を毛布にくるんでしまうことによって手の自由を奪ってしまい，赤ん坊の口を乳房に押しつけて，乳房を含ませるのは自分たちの仕事だと公言していることを見いだすことは稀でない。

　ここにおいて，理論と実践がお互いに一致することを見いだすことができるだろう。こうした看護師が不安なのは，彼女たちが神経症的だからではなく，赤ん坊が乳房を創造することや，赤ん坊のニードに応じる母親の特別な適応力や，実在するものがニードや衝動によって造り出されたのだという錯覚を赤ん坊に与える技術について，誰も彼女たちに教えていないからである。

　看護師の一部は，このことを直観的に理解しており，赤ん坊と母親がお互いに折り合いを見つける条件を作ることに喜びを見いだしていることも，付け加えておかなければならないだろう。

　こうしたことは，完全に実際的なことである。母乳の摂取や，栄養摂取そのものの制止（inhibition）が起こるのは，赤ん坊に，見いだされるべき対象の創造者となる機会を与えることなく，赤ん坊に乳房を与えたためである。心理学者が教えることができる事柄のなかで，おそらく，幼児には母親の乳房の乳首の創造者となるべきニードがあるという事実以上に，そのことが受け入れられたならば，社会のなかの個人の精神健康に根本的な影響を及ぼすことはないだろう。これは，ただ単に，新しい個人のその後の精神健康だけの問題ではない。

　用いられた言葉がよくないのかもしれない。おそらく，「創造する」という言葉を，より広く理解され受け入れられる言葉に代えるべきかもしれない。言葉はどうでもよいのである。新しく生まれた赤ん坊の面倒を見る人びとに，赤ん坊と母親との間の興奮する関係の最初の出会い方がたいへん重要なことに，注意を向けさせる方法を見つけなければならない。このことには固有の難しさがある。分娩が安全に行われるように援助し，母親が疲れ切ったときに身体的に援助するうえで，看護師にも医師にも絶対的な重要性がある。彼らは，苦労して徐々に取得した技術を持っている。そうした同じ看護

師や医師が，本来母親のものであって母親だけが実行できる役割を母親に任せて平気でいられるはずがない。ところがこの状況で看護師ができることといえば，せいぜい母親が最も感受性豊かになれる状況を設定することなのである。母親が必要としているのは自然になれる機会であり，人類の歴史の初めから，それどころか人間が哺乳動物から進化する以前から母親たちが見つけ出してきたように，赤ん坊と一緒にやっていく自分たちの方法を見いだすことである。

看護師の目から見ると，赤ん坊と母親の最初の接触は遊びのように見えるだろう。実際にそれは遊びと呼ばれることがあるが，担当の看護師は，ここで必要とされるのは仕事だと思ってしまいがちだろう。しかし，赤ん坊はすぐにミルクを欲しがるわけではないし，このことは小児科ではよく知られたことである。乳首を見つけた赤ん坊と，ちょうどそのときに口か手の近くに乳首を差し出すことができる母親とは，必要ならば，搾乳を始める前に，時間を取ることができる。そこには嚙む時期があるかもしれないが，個々の赤ん坊は，最初から自分独自のやり方を持っており，やがてそれが続くうちに癖になってしまうこともある。この関係の始まりの研究を通して，観察者は多くのことを知ることができる。『養育するカップル』（1941）という表題の本に著されたメリル・ミドルモアの仕事の重要な部分は，哺育状況に身を置くことで彼女がなした膨大なケアを記録したものであるが，それを彼女は，看護師も，母親も，赤ん坊も決して邪魔することなく成し遂げたのである。彼女は，成功を期待することも，失敗を怖れることもないように気をつけた。親密さについて，この種の観察をする能力のある人は，本当に稀であるといえよう。

錯覚の価値と移行状態

理論上の最初の摂食として実人生のなかで表象されているものは，早期のたくさんの摂食の経験の総和である。理論上の最初の摂食の後で，赤ん坊は創造のための素材を手に入れるようになる。母親が乳首を提供できるとき

に，赤ん坊は乳首の幻覚を見る用意ができるようになるプロセスがゆるやかに進展すると言いうるだろう。摂食活動や対象を探すことに関連した数限りない知覚の印象から記憶は構成される。時間の経過とともに赤ん坊は捜し求めている対象はいずれ見つかるという自信を持つようになるが，このことは幼児が徐々に対象の不在を耐えることができるようになったことを意味する。このようにして幼児にとっての，対象が出現しまた消滅する場としての外的現実という概念が始まる。欲望の魔術を介することにより，赤ん坊は魔術的な創造力を錯覚しているということができよう。また，母親が敏感に子どもの欲求に応えているときには，万能感は現実となる。幼児が徐々に，外的現実に対する魔術的コントロールが欠乏していることを認識する基盤には，母親の適応的な技術によって最初の万能感をどこまで事実と思わせたかということがある。

　われわれは，幼児が日々の生活のなかで，この内的現実でも外的現実でもない第三の錯覚の世界を思いのまま操っていることを目の当たりにする。そしてわれわれは，成人や年長の子どもがそうすることは許さないにもかかわらず，幼児がそうすることは容認している。われわれは幼児が指を吸ったり顔をいじったりぶつぶつと不平の声をあげたり衣服の端をぎゅっと引っ張ったりするような方法をとるのを見る。われわれは，幼児がこうしたやり方で世界を魔術的にコントロールすることを主張し，（われわれがそれを容認しているのであるが）もともとは母親の適応的な対応によって満たされていた万能感を引き伸ばそうとしていることを知っている。私は，こうした種類の経験に属する対象や現象を「移行的」（transitional）と呼ぶのが有用であると思った。私はこうして用いられる対象を「移行対象」と呼び，用いられる手法を「移行現象」と呼んでいる。こうした言葉は，早期幼児期に，外的現実を魔術的に支配していると主張しても許される一時的な状態があることを意味するものである。こうした魔術的な支配は母親が合わせることで現実のものとなるのであるが，幼児自身はまだそのことを知らないということをわれわれは知っている。「移行対象」あるいは最初の所有物は幼児が創造した

対象であるが，それは同時に現実には毛布の切れっ端であったり，ショールの縁であったり，ハリントン広場*であったりすることをわれわれは知っている。次の所有物は叔母さんから赤ん坊に与えられるかもしれないが，それに対してこの子は『あんがと』と言うことで，自分の魔術的支配には限界があり，外界の人びとの好意に依存していることを認めることになる。

　こうした早期の移行的な対象や移行現象は重要この上ない！　その重要性はそれらの存続，それもそのままで何年も存続することに反映されている。こうした移行的な現象から，そのとき優勢である文化様式によって正当と認められる宗教や芸術やときには小さな狂気の名のもとに，われわれが認めるものや高く評価するものの多くが生まれる。

　主観的なものと客観的に認識されているものとの間には中間領域（no-man's-land）**があることは幼児期にあっては自然であり，この中間領域をわれわれは想定し，許容もしている。幼児は最初のうちは挑戦されることなく，決定する必要もなく，自分が創り出したものであると同時に，幼児が受胎する以前から存在した世界から認識され受け容れられたものである境界線上のものを要求することが許される。少し歳をとってから，このことに関して大目に見ることを要求するものは気が狂ったと呼ばれるだろう。宗教と芸術の領域では，この要求は社会化されているので個人は気が狂ったと呼ばれることなく，宗教活動や芸術活動や芸術鑑賞を通して，事実と空想の決定的かつ間違えることのない区別から人類が必要とするものの残りを楽しむことができる***。

---

　　*（訳注）　ロンドンのハリントン広場は，市の中心部 Westminster 区の Regent Park 近くにある何の変哲もない広場だが，ここでの表記は a Harrington square となっているので，どの街にもあるハリントン広場（よくありそうな名前である）を指していると理解すべきであろう。
　**（訳注）　no-man's-land は単なる中間領域という意味ではなく，対立する二つの領域の間の境界領域，軍事境界線のようなニュアンスがある。
　***　[このパラグラフは別のところで，単独で，追加されるはずのノートとともに見つかった。]

最初の接触における失敗

　さて，ここでは最初の接触の成功についてでなく，失敗の影響について検討を加えたい。こうした事態は，幼児の欲求に母親が充分に繊細に応えられないときや，（早期の経験の結果）幼児があまりに混乱しているために本能的な要求に身を任せられないときに起こる。

　現実的なマネージメントの問題として，外的現実との接触に失敗した幼児でも，通常死ぬことはない。世話をする人が居続けるので，幼児はうまく言い含められて食事を摂り，生きるようになるが，生きていく基礎は弱々しく欠けていることもある。心理学の理論によれば，この段階での失敗は幼児の人格にある分裂を癒すよりは強化することになる。万能的な幻想を一時的に用いることによって和らげられた外的現実との関係を持つ代わりに，二つの別個の対象関係が発展することになる。この二つの対象関係は，深刻な病気を構成するほどかけ離れており，後日統合失調症のなかで現われることもある。一方には幼児の私生活があり，そこでの関係は接触したことの記憶よりも，幼児の創造力に基盤が置かれている。他方にはへつらいつつ発達する偽りの自己があり，外的現実の要求に受身的に関係している。われわれは容易に騙されて，赤ん坊が巧みな哺乳で反応していると見なして，この受身に取り入れている赤ん坊が世界をまったく創造していないこと，外的な関係を持つ能力を有していないこと，個人としての未来がないことに気づかないのである。この受動的な偽りの自己が発達しても良い結果は生まれない。本当の自己は食べることの拒否としてのみ現われうる。幼児は死ぬことはないが，その結果に医師が満足することには驚かされる。偽りの自己は世界を寄せつけないように組織化されるが，一方の本当の自己は隠されており，その結果，守られることになる。この本当の自己は，内的に相関している（internal relatedness）とでも言うべき恒常状態にある。臨床的には，この隠された自己の送る内的な生活の証拠は，身体を揺り動かしたりすることや，非常に未熟な生活の他の徴候として現われる。

極端な分裂を描写することにより，より極端でない分裂を描くための道が拓かれる。そして実際には，描写されたことのある程のものはすべての子どもに存在することであり，人生そのものに本来あることである。極端な場合には，子どもは生きる理由がまったく見いだせないが，より一般的でより程度が軽い場合には，偽りの生き方による空虚感がある程度感じられ，本当と感じられる人生がたとえ結果的に飢え死にすることになるのだとしても，それは常に捜し求められるのである。さらに程度が軽い場合には，本当の自己の秘密の内的相関のなかに対象が見いだされるが，これらの対象は理論的な最初の摂食の段階における，ある程度の成功に由来するものである。言い換えると，この病気の程度が軽い場合には，見いだされるのは原初的な分裂の状態というよりは，情緒発達の後の段階で出会った困難からの退行を意味する分裂の二次的な組織化である。

　極端な例の図式を用いることによって，この早期の情緒発達の見方の意味するところを疑問点なく描写することで，われわれが見たものを通常一般の人の課題や，人生に本来伴う困難に当てはめることができる＊。

　ここで芸術家の仕事を取り上げて，その仕事をこの章で述べた観点から記述することは役立つ。この観点から，芸術家には二種類あると言うことがで

＊　［ここに先立つ数パラグラフの改訂版が，ここに挿入すべきであるという注釈つきで別に見つかっている。それは以下の通りである。］
　「何らかの適応の失敗があった場合，あるいはカオス的な適応の場合，幼児は二つのタイプの関係を発展させる。一つのタイプは主観的な現象よりなる本質的にパーソナルで私的な内的世界に沈黙した秘密の関係を持つことであり，この関係のみが現実と見える。もう一つは偽りの自己からぼんやりと知覚された外的な，あるいは移植された環境に向けられたものである。最初のタイプには豊かさと自発性が見られるのに対し，受動的なもう一方は，最初のタイプがある日自分本来の姿を現わすまでの時間稼ぎのために存在しているのである。臨床的には，統合失調症の子どもが生き延びる技術のために，驚くほど簡単に，受動的な半分の非現実性が見落とされるのである。
　問題なのは，現実のものと見える衝動も自発性も感情も，すべてが（極端なまでに）交流することができない関係に結び付けられていることである。その一方で，分裂した人格の別の半分である受動的な偽りの自己は，だれが見ても明白であり，簡単に操作可能である」。

きるだろう。一方の芸術家は、最初は偽りの自己から仕事を始めるが、外的現実のサンプルそのままの描写をいとも簡単にやってのける。芸術家はこの能力を活用するが、次に起こるのは芸術家のなかの本当の自己が、最初のそのままの印象と隠された本当の自己の生気を構成しているありのままの現象とを関連付けようと試みることである。もしこの試みが成功すると、芸術家は、他人が認識できる作品を創るばかりでなく、芸術家の本当の自己にとっても独創的である作品を創ることができる。完成した作品が価値があるのは、元来は別々だった要素を一緒に描くことで、芸術家のなかで起こった格闘を見て取ることができるからである。芸術家において、技術のなかで技巧が勝っているときには、われわれは流麗だという言葉を使ったり、大家と呼んだりする。

　これと対照的なのが別の種類の芸術家であり、彼らは、当初は他人にとっては無意味だが芸術家自身にとって意味を孕んだ、隠された自己の姿や個人的な生気の荒々しい表現から出発する。この場合の芸術家の仕事は、彼の非常にパーソナルな表現を分かりやすくすることであり、そうするためにはある程度、自分自身を裏切らなければならない。彼には自分の芸術作品は、どんなに仲間から評価されていても、あまりにも多くの失敗のように見える。そして実際その作品があまりにも広く評価されてしまうと、芸術家は自分の本当の自己を偽っている気持ちから引きこもることもある。ここで再び、芸術家の最も重要な仕事は、二つの自己の統合であると言える。最初のタイプの芸術家を評価するのは、自分のなかにある荒々しい衝動に触れるニードを感じている人たちである。一方、第二のタイプを評価するのは引きこもった人たちであり、根本的にパーソナルで本質的に秘密の何ものかをある程度（しかも多すぎない程度）まで分かち持つ者がいることを見いだすことで救われる人たちである。

原初的な創造性

　原初的な創造性（primary creativity）は存在するのだろうか。あるい

は，そういうことはなくて，人間はかつて取り込んだものしか投影することはできないのだろうか。あるいは（別の言葉で言い換えるならば）体内化されたものしか排泄できないのだろうか。

創造性の問題にどのように答えればいいのだろうか。たとえば，理論上の最初の摂食に際して，幼児の側で貢献できることは何もないのだろうか。

少なくともわれわれがもう少し知るようになるまでは，私は創造的な潜在力があることと，理論上最初の摂食に際して赤ん坊はパーソナルに貢献することができることを仮定したい。母親がほど良く対応する場合，赤ん坊は乳首もミルクも自分のニードから起こした身振りの結果だと仮定して，本能的な緊張の絶頂にいるという観念を抱くだろう。私の考えでは，こうしたことは精神科医にとって現実的に大きな意味があるのみでなく，小児科医の臨床においてもそうである。

取り込まれた細々した物事が投影される過程とともに，もし本当に創造的な潜在力があるとするならば，われわれはそれをすべての創造的な努力のなかに見つけることを期待できるだろう。われわれは創造的な潜在力をその作品が独創的であるかどうかより，個人が経験と対象に対してどれだけ現実感を抱くかによって区別すべきだろう。

世界はそれぞれの個人によって新たに創造されるが，その仕事の開始は早く，誕生のとき，あるいは遅くとも理論上の最初の摂食のときには始まっている。幼児が何を創造するかは創造の瞬間に幼児に何が提示されているかに非常に大きく依存しており，幼児のニードに積極的に対応しようとする母親に依存している。しかし，幼児に創造性が欠けている場合には，母親が提示した細々とした物事は無意味になってしまう。

われわれは幼児がいる以前から世界がそこにあったことを知っているが，幼児はそのことを知らない。最初は，幼児は自分が見つけたものを創造したと錯覚する。しかし，この状態は母親がほど良く行動したときにのみ達成されるのである。この原初の創造性の問題は，最早期の幼児期のこととして論じられてきた。実際のところ，この問題は個人が生きている限り意味を持ち

続けるのである*。

　徐々に個人の存在に先立って世界が存在するという事実が知的に理解されるようになるが，世界は個人的に創られたものであるという気分は残る。

　私は，人間の本性に関する研究において，この部分を特に強調したいと思う。当初の検討では無関係に思えたさまざまなことが，まさにこの時点で出会うことが見いだされる。それを列挙すると，

A．赤ん坊が生まれた最初の数時間，数日の間の母親と幼児のマネージメントに関する実際的なこと（小児科領域）。

B．興奮した身体的な関係と静かな関係の関連性全般。これには結婚に関する問題も含まれる。

C．『リアル』という言葉の意味に関する哲学的な問題。

D．幻想はそれ自体何かしらの価値があるという，芸術と結びついた宗教的な主張。

E．分裂的な人びとと正気でない統合失調症患者の非現実感。

F．現実でないものが現実であるという精神病的な人の主張と，真実でないものが真実であり，（事実である）依存は事実でないという（反社会的な子どもの）主張。

G．統合失調症に本質的に見られる分裂。それに対する予防は，幼児の情緒発達の最早期のマネージメントの問題であるが，ニードに対する神経の

＊　改訂のためのノート：ここで遊びや文化の位置づけなどについて描きたい。

細やかな対応に出会うことである。

H. 予め取り入れられた（すなわち消化され，手を加えられた）対象や現象の投影と対比した原初の創造性と絶対的な独創性の概念。

母親の重要性

　幼児のニードは，幼児を愛しているものであれば誰からでも満たされるものである，ということはある程度まで真実である。しかし，母親がそれにまさに相応しい人物であることは二つの理由から言える。

　母親の自分の子どもへの愛情は，他の代理者の誰の愛情よりも真実のように，より一層感傷的でないように思える。幼児のニードに対して最高の対応を提供することが可能なのは，報復する気持ちのない実際の母親である。現実の母親は，個人的な細々とした手管を持っているので，（身体的なものを含めて）単純化された情緒的な環境を幼児に提供することができる。幾人かの異なる人びとによって見事に世話をされた赤ん坊の場合は，その世話をする人がたとえ二人であっても，人生の開始はずっと複雑になる。それは，欲望が内部から困難を引き起こすものとして現われたときに，しっかりとした基盤となるものが当然のことながら少ないからである。

　こうした考察を無視すると，たくさんの混乱が起こる。アンナ・フロイトが指摘したように，技術は最初の段階の赤ん坊に影響を及ぼす重要なものである。しかし，簡単にかつ連続してそうした技術を提供できるのは，自然に振舞えるただ一人の人だけである。適切な養母が最初から世話をしたのでない限り，母親以上にこのことができる人がいるとは思えない。しかし，養母は通常，真の母親が持つ母性的な態度への方向付けや，丸々9カ月かけて準備された特別の状態を欠いているのである。

　母親たちにとって，分娩室や保育室で経験したことについて感情を表現することは，彼女たちの経験した感情が非常に強烈であり，それが常に幸福なものとは限らないという事実があるとしても，容易なことではない。その経

験が何カ月か過去のことになると，母親たちはその感情の強さを幾許か失うのである。また，彼女たちは実際の分娩の経験から遠ざかるに連れて，分娩という特別なときに迫害的な女性の姿を想像すること，ほとんど幻覚として見る傾向があること，そのために悪い経験は振り返ってみるとまるで悪夢のように思われることを知るのである。しかし，自分の赤ん坊を世界に導くという特別な仕事に対する母親の理解があまりにも貧弱なために，悪い経験はしばしばあまりにもリアルすぎるのである。

しかしながら，何回かの陣痛の期間を通して話し相手となってくれる理解ある友達を持った母親は，自分のやり方で赤ん坊と折り合いをつけることを妨げる障害について語るべきことが少なからずあることを見いだすことだろう。

スペンスが描いた図式のように，幼児が母親のベッドの脇の揺りかごにいるのであれば，確かに非常に良いだろう。あまりにも弱り果てていて助けなくして自分の赤ん坊をおそらくは持ち上げることすらできない母親こそが，幼児のニードに応えるのに相応しい唯一の人物であることを覚えておくことは，看護師からすると困難なことに違いない。こうした幼児のニードは，特に実際の母親の繊細な理解力を求めるかたちで示されるものなのである。

誕生するときの赤ん坊

満期産で生まれた赤ん坊と未熟児とでは，情緒的なニードに違いがあるように思われる。過熟児もまた，欲求不満の状態で生まれる可能性があることが予想される。予測されるように，情緒的なニードの観点から誕生に最も相応しいときは満期の時点であることは疑いようがない。

この点について，新生児に関する生理学や生化学や血液学などや，哺乳機能に関する注意深い研究成果をすべて無視してしまっていることについては，小児科医に謝罪しなければならないだろう。実際のところ，今日では（小児科医の仕事のおかげで）ほとんどの場合，身体的な健康は当然のことと見なしうるのであり，その結果，子育てにおいて健康であることは到達点

ではなく出発点となっているのである。身体疾患や障害の恐怖が消え去るまでは、幼児の発達の研究はなし得なかった。今日われわれは、健康な発達とは体重増加の問題では最早なく、情緒発達の問題であることを理解している。情緒発達の研究については、私はお示しできると期待しているのだが、膨大で複雑な問題である。

　最初の摂食を、それによって興奮が生じる人間へ言及することなく、ただ本能的な経験が起こりそして終わったと見なすことは意味がないことだろう。最初のうち幼児はその経験を受け入れることも、本能的な出来事の結果をすべて自己のなかに取り入れることもできないだろう。ここにあるのは興奮した状態に乱された興奮していない状態である。この静かな状態が確かに最初にあるものであり、それ自体が研究に値するものである。

　生まれる前に子宮のなかで、また誕生後の一般的なマネージメントの下で、幼児が（身体的に）充分世話をされているという想定には、この静かな状態の良い性質の大部分が、当然のこととして組み込まれている。われわれは身体的なケアが失敗した結果を研究することによって、本能的な欲求を満足させることとは別に、成功しているケアで実際になされていることは何なのかを導くことを試みることができる。

「リアルであること」の哲学

　哲学者たちは常に、「リアルである」という言葉の意味に関心を持ち続けてきた。そして、以下の信念に基づいた学派があった*。

　すなわち、

　＊（訳注）　これはイギリスの聖職者、作家であるノックス（Knox, R., 1888—1957）による5行俗謡である。実在するのは心であり、事物が存在するのはそのように知覚されたときのみであるという主観主義（唯心論）の内容は、イギリス経験主義の哲学者バークリー（Berkley, George, 1685—1753）の思想を的確に表現したものとして、しばしば引用される。もっとも、バークリーの哲学では、究極的な実体を与えるのは神ということになる。

「この石とこの木は
　　存在しなくなる
　　中庭に誰もいなくなれば」

あるいはその代わりとして，

　「この石とこの木は
　　存在し続けるだろう
　　あなた様がご覧になる限り……」

　このすべての人間を悩ます問題は，理論上の最初の摂食の時点での，そればかりでなく，理論上のすべての最初の接触における外的現実との最初の関係を描写したものであるということを，すべての哲学者が理解したわけではなかった。
　次のように言ってみよう。赤ん坊のなかには，自分のニードに対する母親の最初の積極的な適応がほど良いという幸運に恵まれる者がいる。こういう状況のもとでは，彼らは自分が創りだした（幻覚した）ものを自ら発見したという錯覚を持つことが可能になる。やがて，関係を持つ能力が確立されると，こうした赤ん坊は，人間が本質的には孤独であるという次の認識のステップへと進む。こうした赤ん坊は成長すると次のように言うだろう。「僕は自分と外的現実との間に直接的な結びつきがないことを知っているよ。あるのは結びついている錯覚だけさ。この中間的な状態は僕が疲れていないときにはとても役に立つよ。僕は哲学的な問題がそれに関係しているかどうかはほとんど気にしていないよ」。
　ほんの少しばかり幸運な経験が少なかった赤ん坊は，外的現実と直接的な接触が持てないという考えに，本当に悩まされるだろう。彼らにとっては，この哲学的な問題は生命に関わるほど，食べられるか飢えるかに関わるほ

ど，愛するか孤立することに関わるほど重大なものとなり，そうあり続けるだろう。

　さらにいっそう不運な赤ん坊は，世界にきちんと導かれた経験を早期には持てていたとしても，外的現実との接触に関して，錯覚を持つ能力をまったく欠いたまま混乱して成長することになるだろう。あるいは，彼らの能力があまりにも乏しいときには，欲求不満に際して破綻が生じ，スキゾイド人格障害が起こるだろう。

第 2 章
統合

　統合を当然のことと見なすことは，心理学理論の構成という観点からは，至極もっともなことであるが，発達しつつある人間の早期段階を研究する観点からは，統合を一つの達成と見なすことが必要である。統合へと向かう生物学的な傾向があることは疑いようがないが，人間性について心理学的に研究する場合には，成長が生物学的であるということに寄り掛かりすぎると，不満足な結果を生むことになるだろう。

　精神科の臨床においては，解体（disintegration），すなわち統合を積極的に帳消しにする過程は馴染み深いものであるが，これは統合に伴う不安の防衛としてもたらされ，おそらく組織化される。しかしながら，統合の過程を学ぶに際して，直接解体について研究することは，誤解を招きやすいだろう。

　そこから統合が起こる未統合の状態（unintegrated state）を仮定する必要があるだろう。われわれが，人間のユニットと見なしている，子宮のなかで守られている幼児は，情緒発達の観点からは未だ一つの単位であるとは言えないのである。幼児の視点からこれを吟味するならば，（もっとも，幼児はそこにいても，視点など持ちようがないのであるが）未統合には気づかないこと（unawareness）が伴うのである。

　理論上の出発点である未統合の状態*には，時間的にも空間的にも全体性が欠如している。この段階では，気づくということはない。しかし，われわ

れが衝動や感覚の集積について語るときにはすでに，出発点よりも先へ進んでいるわけであり，そのときには（比喩的な表現になるが）自己の重力の中心は，一つの衝動ないし感覚から，別のものへと移動する。出発点が，満期産の時点よりいくらか早いことは確かである。

　未統合の状態から，瞬間的に，あるいは短期間で統合が起こるが，統合された一般状態は本当に少しずつ事実になっていくのである。統合を促すのは，本能衝動や攻撃的表現といった内的な要因であるが，それらに先行して，全体としての自己が寄せ集められる。すでに気づくことができる自己があるので，こうした瞬間に気がつくことが可能になる。統合はまた，環境からのケアによっても促進される。心理学の観点から言うならば，幼児は抱えられていなければバラバラになってしまうのであり，こうした段階では，身体的なケアが心理的なケアになるのである。

　母親は共感を通して，赤ん坊が生まれたときから，その後のプロセスを律するのは時間であることを知っている。赤ん坊は，警告を受けるに違いない。身体の各部分は一緒に集められている。然るべきときに，子どもは空中に持ち上げられる（airborne）。さらに，赤ん坊を一カ所から別の場所へ，おそらくはベビーベッドから母親の肩へと移動させる母親の働きかけが始まり，継続し，終了するだろう，と。

　自己が確立されて，個人が環境からのケアの記憶を取り入れ，保持できるようになり，その結果，自分を大事にすること（self-care）が可能になると，統合は，より確実な状態となる。このようにして，依存は軽減してくる。統合が個人にとって維持された状態になるにつれ，統合の反対の状態を記載するのに，未統合という言葉よりも，解体（disintegration）という言葉の方が適切なものとなる。後の段階で，自己を大事にすることが強調され，環境の側の失敗によって引き起こされると脅かされている解体に対する

---

*　こうした考えは，グローバーの「自我-中核」（ego-nuclei）の概念から導かれたものである。読者は，私の説明によるよりも，グローバー自身の記述を読んで欲しい。なぜなら，ここで私は彼の貢献を詳述しようとは思わないからである。

防衛として組織化されるようになる。環境の失敗という言葉で私が言いたいのは、安全に抱えることの失敗であり、その時点で個人が持ち堪えうることを超えた失敗のことである。

　起こりつつある解体を、完全に統合された状態に伴う種々の不安が引き起こすとてつもない苦痛に対する組織化された防衛として、見破ることが可能だろう。この種の解体は、後になって、病的なカオスの状態の基盤として用いられることがあるが、そうした状態は二次的なものであって、個別の人間の原初的なカオスとは直接的な関連はない。

　こうした原理を応用するにあたって、ハンプティ・ダンプティの童謡*について、それがあまねく親しまれている理由を考えてみることは、有用であろう。意識化できるわけではないが、統合は不安定な状態であるという一般的な感情があることは事実である。この童謡に訴える力があるのは、おそらく個人の統合を一つの達成として認識するからであろう。

　未統合な状態から最初の統合ができる有り様を描写した私の表現に用いられた言葉は、算術的なものだった。そこでは個人の人格の中核が足し合わされて一つになるのかならないのかが問題であった。治療のなかでは、ある子どもが普通の単純な計算をできないことが、その子どもがユニットであるということ、すなわち、気づいてみれば究極的な自己を意味する一つであるという単純な概念から出発することができないことに由来していることが、しばしば示される。単純な算術ができないことが、抽象的な、極度に複雑な知的な計算ができないことを決して意味するわけではないことは分かりきったことである一方で、実際に、大がかりで数学的な抽象思考と、単純な足し算引き算ができないことの間には、関係がありうるのである。

　こうした理論的な考察によって、愛と憎しみに由来する、また、何の留保もなく表現される反応的な怒り、もっと感情が高まった瞬間における反応的な怒りにすら由来する、価値（value）は、ある程度まで説明されるだろう。

---

　*(訳注) マザーグースに収録された有名な童謡。ハンプティ・ダンプティは卵の隠喩であり、いったん壊れてしまうと元に戻すことはできない不安定さを言っている。

統合していることは正気であると感じられ，いったん獲得された統合を失うことは，気が狂うこととして感じられるだろう。自己表現に身を任せているこうした急を要する瞬間は，そうしたことに属している統合の観点から，価値がある。新たに獲得された統合の背後には未統合の状態があり，将来の脅威としての解体の危機もあるが，この問題と密接に関連するのが，皮膚感覚の発達や，身体的なケアの脚色や，自分をケアする能力の誇張表現であるが，今度はこうしたことは，支えてもらった記憶や，十分には支えてもらえなかった経験が入り交じったものに由来するのである。

　正常な赤ん坊の人生では，休息するということに，くつろぐことや，未分化な状態に退行することを含めることができるだろう。徐々に自己が強さと複雑さを増すにつれて，この未分化な状態への退行は，解体した「狂気の」苦痛な状態にだんだんと似たものとなる。このように十分に世話を受けて発達しつつある赤ん坊がくつろいでばらばらとなることと，未統合の状態で「気が狂った」感覚を耐える（しかも，ただ単に耐える）こととの間には，中間的な段階があると言えよう。やがて，段階が進展し，自立への一歩が踏みだされると，狂気の場合と精神療法によって提供された特別な状況を除いては，未統合な状態にいる能力は，永遠に失われる。それ以後は，解体という言葉が未統合という言葉にとって代わる。

　赤ん坊をあやした方がいいのか，ゆりかごに置いた方がいいのかという問題は，この時点で確かめることができる。もちろん，赤ん坊は両方の経験を必要としている。しかし，赤ん坊の抱っこが完全ならば，（そして，母親はどうやったらいいかを知っているので，たいていはそうなのだが）赤ん坊は，生きた関係のなかで安心感を持つことができ，抱っこされていながら未統合状態になることができる。これ以上豊かな経験はないだろう。しかし，抱っこはしばしば，変わりやすく，（母親の，墜落することに対する過剰なコントロールといった）不安や，（母親が震えていたり，皮膚が熱を持っていたり，動悸がするなどといった）心配によって駄目にされてしまうことすらあるが，いずれにしても赤ん坊はゆっくりとくつろぐことができなくな

る。すると，くつろぐときには必ず消耗が伴うようになる。そういう状況ではゆりかごは別の歓迎を提供してくれる。しかし，赤ん坊がくつろいだ状態から元に戻る（再統合する）ためには，それなりの準備が必要であろう。

　母乳栄養が不可能なときに，幼児を哺乳瓶にしがみつくようにさせるのは，こうした因子である。これは，母親が赤ん坊をどのように抱っこするかに深く関係するが，こうしたことは教えることができないことは強調すべきであろう。われわれがそれを手助けすることができるとすれば，母親のために環境を調整することを通して，自信を与えることによってであり，母親が自分の本来の力を発揮できる機会を提供することによってであろう。

　理論的な出発点における赤ん坊の衣服は，障害物となりうる。誕生直後には，皮膚の感受性は非常に高い。おそらく，より原初的な裸であることという場があり，発達早期に母親と赤ん坊との間で遮られない身体接触が起こる場があるはずであるが，私の知る限り，それはまだ解明されていない。この方向の研究は，当然のことながら，保育器のなかで裸でいることの価値を指摘する未熟児に対する小児科医療に繋がる*。統合と，統一した状態の達成は，やがて大きな新しい発展を導き出す，ということである。統合は責任を意味するが，自覚や，記憶の集積や，過去現在未来を関係のなかに持ち込むことによって，統合とは，人間心理の開始とほぼ同義のことになる。情緒発達のなかでの抑うつポジションをめぐって私が述べたことは，この時点のテーマを取り扱ったものである。不幸なことに，この統合状態を達成する以前に，幼児の情緒発達において，不都合なことはいくらでも起こり得るので，いわゆる「抑うつポジション」という人間の本来の仕事に永久に到達しない幼児が少なからずいることになる。

　赤ん坊に対する充分なケアを通しての統合にアクセントが置かれた場合には，人格はしっかりと基礎付けられるだろう。しかし，衝動や本能経験を通しての，あるいは，欲望との関係を保持したままの怒りを通しての統合にア

---

　　* Mary Crosse：バーミンガム［新生児学のパイオニアの一人］。

クセントが置かれた場合には，人格は興味深いものとなりうるし，興奮しやすい性質を帯びることさえありうるだろう。健康な場合には，この両者がたっぷりとあり，両者の組み合わせから安定が生み出される。両者のいずれかが不十分な場合には，統合はいつまでも完全には達成されないか，決まりきったやり方で達成されるため，誇張されたり，強く防衛された結果，リラックスした状態，平安な未統合の状態になることができない。

　発達には第3の道があるが，その場合には早期より統合が見られるものの，外的な原因からの侵襲に対する過剰な反応にアクセントが置かれている。これはケアの失敗の結果であるが，後の章で論じよう。ここでは統合は，犠牲を払ってでも贖われるが，その理由は，侵襲は予期されると同時に必要とされ続けるものであり，（生来的でない）パラノイア的な性質の非常に早期の基礎は，この稀でない状態のなかに見いだされうるからである。

　子どもが成長するにつれて，統合が失われたことを描写する言葉として，未統合という言葉に代わって解体という言葉が用いられるようになる。解体は，積極的な防衛過程であり，統合に対する防衛であるとともに，未統合に対する防衛でもある。解体は，内的世界の組織化と，内的対象とその力をコントロールすることによって起こる分割（cleavage）の線上にある。実際の臨床では，われわれはさまざまな程度やタイプの解体に遭遇するが，重症の精神病的な破綻の場合でも，十分に組織化されている。未統合にわれわれが出くわすのは，健康な人がリラックスしている場合か，精神療法において，治療者が患者の防衛の組織を取り払いた結果，深い退行がなされた場合であるが，その代表的なものが，分析状況における高度に特殊化された身体的，情緒的状態である。

　幼児の直接観察よりも，この高度に特殊化された精神療法の状況の方が，幼児期の理論的出発の時点における正常であるという状態を研究することができるのである。

　実際に統合の結果として，どのようなことが起こるかを観察することはたいへん興味深いことである。統合とともに攻撃されるのでないかという可能

性が生まれてくる。このことがいっそう当てはまるのは，個人が統合を遅い時期に達成した場合であって，正常な赤ん坊が元来の統合を達成した場合にはあまり当てはまらない。自己の要素を集めるとともに，外的世界を構築する作業はやがて妄想的（パラノイド）と呼ばれる状況を作りだす。そのようなときには統合された個人と拒絶的な外界を調停するために，母親によるケアが大事である。統合の達成が遅れた場合，すなわち正常な発達のコースにおけるように非常に早期でない場合には，防衛のための攻撃が起こることがあるが，この攻撃は，しばしば本能衝動と間違えられる。個体は，統合後の状態に属する真の本能衝動の代わりに，この防衛としての攻撃のパターンのままに発達することがある。精神療法においては，この統合の瞬間がきわめて重要なのだが，より年長の子どもでも大人の場合でも，精神療法家は統合の作業について明確に理解している必要があるが，はねつけられた外的世界と新たに統合された個人との間に治療者がいることが特別に必要となるのは，実際にはごく短い時間だけである。ここでこの瞬間に治療者が，母親が自分の正常な赤ん坊のケアを始めるときに行動するのと同様に行動できるならば，妄想的なパターンは組織化されないで済むだろうし，個人は真に本能的な衝動を発展させる機会を有するだろう。そうした衝動には，生物学的な基盤があり，生来的でなく根底に不安がある防御のため生じる攻撃とは似たところはないのである。

　この点が臨床的に実際的な価値を持つのは，ある特定の症例における妄想的なパターン，すなわち私は防衛のために攻撃するということを言いたいのだが，そのなかに，病理的であるとしても，肯定的な要素が見いだせる場合があり，それは一時的な統合によって達成されたものと見ることができるのである。

　こうしたことは，リディア・ジャクソンが提起した理論と非常に似たものだと私は思っている*。

---

　*　Jackson, Lydia（1954）:『攻撃性とその解釈』。

第3章
精神が身体に住みつくこと

身体の経験

　精神が身体に住みつくことを当然のこととして，これもまた一つの達成であることを忘れることができれば，ことは簡単である。しかし，この達成はその他大勢のこととして片付けられる性質のものではない。この過程を強調する人もなかにはいるので，幼児期の体操教室はその有用性を自慢する両親によって強制されることになる。身体に住んでいるように見える者でさえ，皮膚より少し外側に存在しているという観念を発展させることがある。外胚葉（ectoplasm）という言葉は，身体に包み込まれていない自己の部分を指し示すように思われる。それと対照的に，ヒステリーでは，皮膚が人格のなかに組み込まれないばかりか，患者にとって無意味で精気ないものとなる状況が考えられる。

　皮膚は，まさに身体のなかに精神が位置付けられる過程にあって，普遍的かつ明白に重要である。赤ん坊を世話するにあたって，皮膚を管理することは，抱っこが統合を促進するのと同様に，身体のなかに健康な生活を増進させるうえで，重要な因子である。知的な過程を使用することは，精神-身体の共存の達成を妨げるが，身体が機能している経験，皮膚感覚の経験，筋肉を介してのエロティックな経験は，この達成を助ける方向に働く。すべての人間に当てはまることだが，本能の欲求不満によって希望がない感覚や不毛な感覚が導かれるときには，精神の身体への固定が弱められ，一定期間，精

神が身体と無関係でいることを耐えなければならなくなる。この過程は，不健康な状態では，さまざまな度合いで強調される。お化けや身体から離れた魂という考えは，精神が身体に降ろす何ものにも代えがたい錨が欠如しているところに由来する。お化けの話の価値は，精神−身体の共存の脆さに注意を喚起することにある。

　ここで理論が直接的に適用されるのは，皮膚疾患の研究と臨床的管理だけにでなく，多くの一般的な心身症の理解に対してである。心身症はさまざまな要因から決定されるが，通常除外されているものがおそらくは最も重要である。心身症の心理学の論議のなかで，精神のある局面の錨を身体のある部分に降ろすことが，患者にとって価値があるということに言及していないことは珍しいことではない。たとえ多くの症例において，もっと表面的なレベルでは心気症的，あるいは神経症的な不安が明確に示されるとしても，心身症の根底にあるのは精神病的な不安である。

　身体と精神とに本来的な同一性はない。われわれ観察者から見れば，身体は精神にとって必須のものであるが，精神とは脳の機能に依拠したものであり，身体機能を想像力によって練り上げたものを組織化したものとして生じる。しかし，発達しつつある個人の目から見れば，自己と身体との関係は，一方が他方に生来的に二重重ねになっているというものではない。しかし，健康であるためにはこうした二重重ねが事実となる必要があり，そうして初めて個人は，厳密に言うと，自己以外のものと同一化する余裕ができる。精神は徐々に身体と折り合いをつけるようになり，健康であればやがて身体の境界が精神の境界となる。3歳の子どもが描いて「アヒル」と呼んだ円は，アヒルの身体であるとともにアヒルの人格でもある。この達成には一次代名詞を使用する能力が伴う。ここまで到達できない者や，いったん達成したものを失う者がたくさんいることは，よく知られている。

　統合について書かれていることの多くは，身体に精神が住みつくことにも当てはまる。静かな経験も興奮した経験も，それぞれのやり方で貢献している。パーソナルな側からも環境の側からも，住みつくことは起こる。すなわ

ち，衝動や，皮膚感覚や，筋肉エロティズムや，人格全体の興奮を含む本能についてのパーソナルな経験と同時に，身体の管理や，本能の欲求に応えることから満足が充足されるのである。身体を動かすことの意義は，特に自発的に起こる場合は，特別に強調されてもよい。今日，育児において小さな幼児を裸のままにして蹴らせたり遊ばせたりすることに価値があることは，一般的に受け入れられている。産着で身体を巻くことは，人格発達に影響を与えるものとして研究されている*。

　本能的な経験が不発の場合は，精神-身体の結合が失われたり緩んだりする結果を招く。しかし，静かな（興奮していない）管理によって，良い土台が提供された場合には，ときとともに関係は復活する。

　成人の精神医学では，精神と身体の関係が失われることを表現するために「離人症」という言葉が用いられる。この言葉は，正常な子どもに一般的に見られる，「憤怒発作」(bilious attack)** と通常呼ばれる，嘔吐は必ずしも伴わない精神状態を描写するのに用いられる。子どもはしばらくの間ふにゃふにゃで，死んだように蒼白で，接触を持つことができない。しかし，数分もしくは数時間で回復し，正常な筋緊張と温かい皮膚を取り戻し，完全に正常に戻る。

パラノイアと無邪気

　ときには両極端のものを対比することが有用である。正常な発達においては，統合と精神が身体に住みつくことは，生きて機能している経験というパーソナルな要因と環境のケアの双方に依拠している。前者が強調されることもあれば，後者が強調されることもある。

---

　*　Gorer, G. と Rickman, J. (1949)：[『大ロシアの人びと：心理学的研究』]。
　**（訳注）　bile とは胆汁のことであり，bilious attack といえば本来は胆汁（症）の発作という意味から嘔吐を伴うものと考えられたが，今日では胆汁とはまったく無関係のものであることがわかっている。そのため「嘔吐は必ずしも伴わない」とウィニコットは述べているのである。

前者を極限まで押しすすめた（発達の）タイプでは，幼児は迫害的な予感に巻き込まれている。自己を寄せ集めることは，自分でないこと（not-ME）に対する敵対行為を構成する。休養に戻ることは，休養する場所へと戻ることではないのだが，それは場所が変わってしまったからであり，危険なものになってしまったからである。ここにあるのは，それ故，非常に早期のパラノイア傾向であり，非常に早期のものではあるものの，生来的なものでも体質的なものでもない。

後者の極限の発達のタイプでは，主に環境によるケアによって，自己は寄せ集められる。実際，自己は寄せ集められたと言うことができるだろう。この場合，迫害されるという予感は比較的少なくなるが，それに代わって無邪気さ（naiveté）の基盤ができる。なぜならば，それには迫害を予感する能力に欠けているからであり，良い環境の提供するものに依存することを取り消すことができないからである。

正常の場合，つまり二つの極限の間にある場合，迫害に対する予感はあるが，迫害からの防衛として，ケアを受けた経験もまたあるのである。

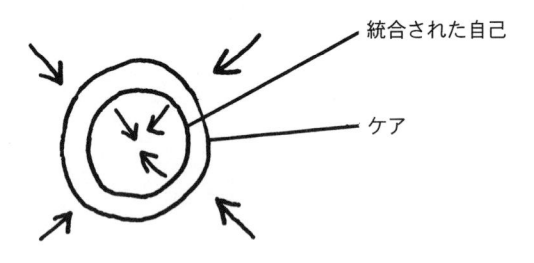

統合された自己

ケア

このことを基盤として，個人は徐々に自己ケア（self-care）をケアに置き換えることができるようになり，その結果，無邪気さの極においても，パラノイアの極においても，不可能であった独立を，ある程度は達成できるようになる。

第4章
最早期の段階

環境-個人組織（set-up）のための図式

　新しい表現方法をあらためて用いることによって，人間の発達のより早期の段階を調べることができるだろう。そのためには，図式化することが役立つ。ここでは環境が最重要となり，理論的にも実際的にも無視できないものとなる。

　ここまで述べてきたことはすべて，生まれた後の赤ん坊ばかりでなく，満期で生まれる直前の赤ん坊にも当てはまらなければならない。心理学的に研究の対象となる人格に胎児がなるのは厳密にいつからなのかを決定することはわれわれにとって必要なことではないが，過熟児が母胎に長期間留まりすぎた徴候を示すのに対して，未熟児は人間としての経験をする能力が乏しいという事実が示されていることは，はっきりと言うことができる。心理学的な見地から，赤ん坊が生まれるべき時間は，生理学的見地から生まれるべき時間，すなわち子宮内に9カ月存在した後，とほとんど一致することは疑いの余地がない。

　出産の過程の影響は次章で検討するが，ここでは満期に近い胎児の心的状況をあらわすのに相応しい言葉を見つける努力が必要である。そうすることによって，出産期外傷が人間に及ぼす影響を検討する際の手立て，すなわち，単に心理学者の側の想像の産物としてでなく，それ自体が意味があるも

のとして人間の胎児を見る手段をわれわれは手に入れることができるのである。唯一の疑問は，人間存在は一体どの年齢から経験することを始めるようになるか，ということである。誕生以前の赤ん坊に身体的な記憶を保持する能力があるということは，考慮されてもよいことである。なぜならば，誕生以前に人間が経験したことはまったく何も失われないことを示す証拠が少なからずあるからである。赤ん坊が母胎のなかで示す動きのあるものは，最初のうちはむしろ魚の泳ぐ動作に似ていることはよく知られている。6カ月になって胎動を待ち望んでいる母親たちは，赤ん坊の活動のなかで最も価値のあるものが何であるかを知っている。おそらく知覚もこの前後から始まる。こうした経験を記録に留めることが通常可能な中枢組織が出現することはありうることでなく，実際に起こりうることだろう。

　私は，通常の赤ん坊において，誕生以前にも誕生以後にも同様に適用できる存在のあり方の仮説を提示したい。この存在のあり方は赤ん坊にとってのことであり，観察者にとってではない。存続し続けることは健康なことである。比喩として泡を例に取るならば，外側の圧力が内側の圧力と適合していれば，泡は・存・在・の・連・続・性・を有しており，このことを人間の赤ん坊に当てはめるならば「・生・存・す・る」と呼ぶことができるだろう。それに対して，泡の外側の圧力が内側の圧力に対して大きいか小さい場合，泡は侵襲に対する反応の状態にある。これは環境の変化に対する反応として変化するのであり，個人的で衝動的な経験によるのではない。人間という動物の観点から考えると，これは存在の連続性に中断があったということであり，存在の場が侵襲への反応に取って代わられるのである。侵襲が終わると，反応は終わることになり，また存在することへと復帰することになる。私には，今述べたことは，無理に想像力を拡げることなくわれわれを子宮内の生活に引き戻してくれるだけでなく，後の人生であらゆる年代に属する非常に複雑な現象を，極限まで単純化するのに役立ち，われわれを導いてくれるもののように思える。

図1

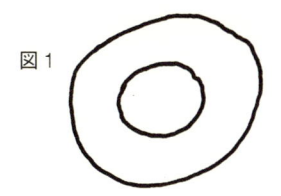

　この図は，環境-個人組織において，最初のユニットの一部分としての個人が完全に孤立している様子を表している。

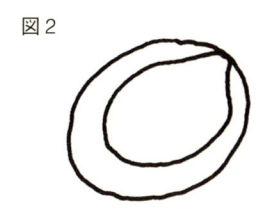

図2

ここで疑問が生まれる。どのようにして接触が起こるのだろうか。それは人間の人生の一部と見なしうるのだろうか，あるいは環境が落ち着かないことの一部なのか。
　能動的な適応がほとんど完璧であるとすると，その結果は図2のようになる。人間は自分の動きで（おそらくは子宮のなかで背骨か足か腕を実際に動かすことによって）環境を発見する。これが繰り返されることで，関係のパターンができる。

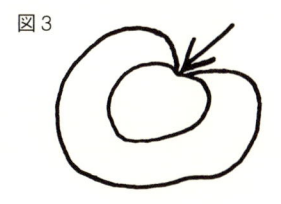

図3

運が悪い場合には，関係のパターンは図3のように環境側の運動に基づく。この状態は侵襲という言葉に値する。人間は侵襲に反応するが，それは人間の人生とは何の関わりもないものなので，予測不能である。これが繰り返されると，これもまた関係のパターンになるだろうが，その結末は最初のパ

ターンとは非常に異なったものとなるだろう。前者では，経験の集積が人生の一部と感じられてリアルなものに思われるのに対して，後者では侵襲への反応は真の人生という感覚を傷つけることになり，その感覚は静けさのなかで孤立することによってしか回復されえない（図4）。

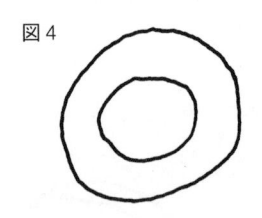

図4

この単純な図式によって，人生を生きる価値があるかどうかの保証を求めたいと思ったときに，人は経験を求めて外に出て行くのか世界から引きこもるのかを決断するうえで，非常に早期から環境が影響を及ぼしていることを示すことができるだろう。母親の（不安や抑うつ気分のための）硬さや適応力の欠如が，このように誕生の時点より以前に赤ん坊に伝わることがありうる。

　存在することについてのこの仮定，すなわち存在することの連続性と侵襲に対する反応によってその連続性が中断され，ふたたび存在することへ復帰することの議論から，さらに次のように述べることができるだろう。誕生する以前のあるときから，人間の幼児は連続性の中断に慣れるようになっており，それらがあまりにも激しくあまりにも長期化するのでなければ，それを許容することができるようになる。身体的な面から言うならば，赤ん坊はただ単に圧力や温度やその他の単純な環境の変化を経験するばかりでなく，それらを識別しそれらに対処する方策を組織するようになる，ということである。観察者の観点からは，環境が重要なのは，存在することの連続性がただ単にあったときばかりでなく，侵襲が起こり，それに反応することによってその連続性が中断されるときである。そもそも，幼児がほど良い環境に気づいているという理由はない。忘れてならないのは，ほど良い環境が絶対的に必要なのは，生きることを開始しようとする人間が自然に発達するときであ

るということである。

　人間発達の最早期の段階の心理学を研究する試みは，台無しにされ，常に役立たないものとされてきたが，それは心理学者たちの側で，幼児は本質的に気づいていないがそれなしでは発達することができない，ほど良い環境に言及しそこなってきたためである。ここで述べた考察はときには通常の精神分析治療においてさえ実践的な価値があることである。その一例として，私は一人の男性患者の例*について述べようと思うが，この患者は分析のある段階で，カウチに仰向けに寝ながら次のように語った。

　「ちょうどそのとき私は自分の顔の前のどこかに巻き上げられて，くるくると回りました」。

　直ちに，私は巻き上げられた幼児の周囲に環境を置いて，患者に語った。「あなたがこのことを私に伝えたとき，あなたは同時にあなたが知り得ないものを私に示してくれました。それは，私が媒質（medium）と呼ぶものの存在です」。（こう言うことでもちろん，私は子宮のなかの身体的な状態と同時に，心理的な環境について言及したわけです）。患者は言いました。「あなたの言いたいことはよく分かります。歯車は油がないと回らないということですね」。（ギア・ボックスやクラウン歯車の比喩）。

　私がこの引きこもりの瞬間に何をなすべきかを知っていたために，この経験は，分析において非常に価値のある退行的な瞬間に転じることになった。そして，患者が外的現実に新しいやり方で対処できるようになるといったことを含んだ大きな変化を導くことになった。

　あらゆる種類の幼児の世話や子ども時代のマネージメントにおいて，身体

---

　　*（訳注）　*Holding and Interpretation* で引用されている症例である。

的なあるいは精神的な病気の看護においてと同様に，この人間を含んだ媒質という単純な図式は，環境の役を担っている人物にとって価値があるだろう。

　最も肝要な原理は，（この段階では本能は未だ中核的な位置を占めるに至っていないので）単純なニードに積極的に合わせられることを通して，人間は存在すること（BE）が可能となり，環境を知ることは必要でなくなる，ということである。一方，適応することに失敗すると，存在することの連続性が中断されたり，環境による侵襲に対する反応が起こったり，生産的とはいえない状況が生まれることになる。一次的自己愛の状態，言い換えるなら環境があるという事実を受け入れることに先立つ状態のみから，環境が形成されうるのである。

重力の働き

　小さな幼児のマネージメントにおいても，病気の症状の一部として，あるいは病気の治療の経過中に退行した非常に重篤な精神病の患者においても，重大な影響を及ぼす副次的な検討項目がある。私が言いたいのは，重力の働きを初めて経験するときのことである。

　子宮内の生活に属する，重力が未だに現われていない段階を想定する必要があるだろう。愛情やケアが表現され享受されるのは，身体的なものとして，あらゆる方向から与えられる環境からの適応としてのみである。子どもの誕生によって起こる変化の一つに，新生児はまったく新しいものに適応しなければならないということがあるが，それは周り全体から支持される代わりに下から押し上げられるという経験である。幼児はすべての方向から愛されることから，下からのみ愛されることへと変化する。母親たちがこのことを正しく認識していることは抱き方で分かるが，ときには産着をぴったりと着せることで実行することもある。母親たちは赤ん坊が新しい環境に慣れるための時間を稼ごうとしているのである。前重力の時期から重力の時期へのこの変化に対するマネージメントが不器用になされることが，永久に落ち続

ける夢や，無限の高さに持ち上げられる夢の基盤となることがある。より年長の人びとの症候学でなくて幼児の観点に立つならば，最初の時期から次の時期への変化は，愛されることから無視されることへの変化を意味することがありうることは明らかである。

第 5 章
存在の原初的状態：
前原始的段階

　最初にあるのは未統合であり，精神と身体の間には何の結びつきもなく，自分でない現実（not-ME reality）が存在する余地はない。理論的には，これが最初の状態であり，何の構造もなければ何の計画もない。実際はこれと異なる。というのも，赤ん坊はケアを受けているからであり，愛されていると言い換えてもよいが，身体的に愛されているからである。ニードに対する適応はほぼ完全である。

　情緒発達の最早期の起源を見ようとすればするほど，われわれはますます依存に突き当たる。最早期にあっては環境への依存はあまりにも完全なので，新しい人間個人をユニットとして考えることは意味がない。この段階では，（他にもっとよい呼び方があればの話だが）環境-個人組織がユニットであり，新しい個人（individual）はユニットの一部分に過ぎない。この最早期段階にあって，個人の観点から考えることは論理的ではない。それは依存の程度が著しいからばかりでなく，新しい個人が環境を識別する力を持たないからでもなく，自分（ME）と自分でないこと（not-ME）を区別する個別自己（individual self）が未だに確立されていないからである。

　われわれが目撃するのは，母親と，胎内で発達している赤ん坊か，抱っこされた赤ん坊か，それ以外の方法で母親に養育されている赤ん坊である。しかし，赤ん坊の目を通してみると，われわれは未だにそこから見ることができる場のある段階にまで到達していないと言えよう。しかし，すべての将来

の発達の萌芽はそこにあり，存在する経験の連続性はやがて人間となる赤ん坊の将来の健康に不可欠である。

　存在することが存在しないことから出現するときの，人間個人はどのような状態なのか。個体発達の観点から見た人間性の起源は何か。どれだけ年を取っていようと，どれだけ経験を積んでいようと，すべての人間が再出発するために戻ることができる基礎的な状態は何か。

　この状態を説明しようとするとパラドックスに陥る。出発点では本当に孤独である。しかし，同時に，この孤独であることは，最大限の依存状況のなかでのみ起こる。ここで新しい人間が連続して存続する最初の段階では，人間は環境のことは何も知らないし，環境にある愛情についても気づいていない。（この段階でいう）愛情とは，侵襲への反応によって，存在の連続性が乱されないように，さまざまな種類と程度の能動的な適応が図られることに対して命名したものである。

　この根源的かつ本来的な孤独は，最初のとき以降は二度とそのまま再現されることはない。しかし，人間の生涯を通して，根源的に普遍で生来的な孤独は，そうした状況に気づかれないということが，孤独な状態に本質的であるために，続くのである。

　この孤独に到達したいという願望は，さまざまな不安によって妨害され，また，自己の一部分を選抜して自分の養育をさせることによって，一人でいることができる健康な人の能力に隠されている。

　孤独な状態に先立つ状態は，生気のない（unaliveness）状態である。そして，死の願望は，通常はまだ生きたくない願望が偽装されたものである。最初に覚醒させられた経験から，人間は生きていない平穏な状態というものがあり，退行を極限まで推し進めることによって，そこに平穏に到達できるとの考えを抱くのである。一般に死について言われたり感じられたりしていることの多くは，この生気を持つ以前の最初の状態についてのことであり，そこでは孤独は事実としてあり，依存に出会うずっと以前のことなのである。人間の人生とは，二つの生きていない状態の間の休止期間（interval）

なのである。そこから生気が起こる最初の生気のない状態が，二番目の死に関する人びとの考えを方向付ける。

　フロイトは，それぞれの人間が現われ，それぞれが還っていく無機的な状態について述べている。そしてこの考えから，彼は生と死の本能論を展開していった。この明白な事実を取り出してそのなかに隠されている真実をほのめかしたところにフロイトの天才の証がある。フロイトが事実を直接的に用いたことも，そこから生と死の本能論を発展させたことも，私を確信させることはなかったが，この点に関してフロイトの仕事をもっと発展させたいと思う者は，フロイトの元来の考え以外のものはすべて無視して考えることが有益であると私は思う。

　私は，パラドックスがあることを認めたうえで，二つの別個の定式を並置したいと思う。観察者は，個々の人間存在は無機的なものから現われた有機的なものであるが，時がくれば無機的な状態に戻るものだということを認識してもよいだろう。（しかしながら，これも本当は正しくない。なぜならば，人間は卵から発達するのであるが，その卵には，何十億年も前に無機物から有機物が生じたとき以来受精してきた先祖のすべての卵以来，現在に至るまでの経緯があるからである）。その一方で，人間と（心理学を構成する）人間の経験の観点に立つならば，人間が現われるのは無機的状態からでなく孤独からなのである。この絶対的な依存性のもとでの依存は，依存が認識されうる以前より起こる。この状態は本能に先立つものであり，罪悪感を持つ能力よりはさらに隔たったものである。生の後には知りえない死が来るという説明をする際に，経験されてきたこの状態を利用すること以上に自然なことがあるだろうか。

　幼児（や胎児）に死を心配する能力はない。しかしながら，すべての幼児は前依存状態での孤独を経験してきているので，このことについて案ずる能力はある。そしてこの考えは，人間の幼児がいつから始まるかが不確かであるからといって，変わるようなものではない。

　前依存状態の孤独を経験する能力を人間が本来備えているという認識は，

非常に重要である。フロイトは後に生と死の本能論を展開させたが，そこから死を認識することや，有機的な状態と無機的な状態との間の違いの認識や，破壊性の概念までもが導かれた。それと同時に，フロイトは元来の依存性について言及しなかったが，そのことを探ってみることすらしなかったし，徐々に依存性に気づいても，それを認識することについて言及することもなかったという意味で二重に無視したのである。最終的に，彼の理論は人生の終わりにやってくる死についての偽りの理論となってしまった。また，二つの決定的に重要な攻撃性の起源を避けたために，攻撃性の理論もまた偽りの理論となった。その二つの起源とは，一つは（慈悲を持つようになる以前の段階で，欲求不満に対する反応とは別個の）原初的な愛の衝動に本来備わっているものであり，いま一つは反応を強化する侵襲によって，存在することの連続性が中断されることに属するものである。これらの（そしておそらくは他のものも含めて）早期の現象を説明するためになされた精神分析理論の発展は，フロイトの生と死の本能論を冗長なものとした。私には，この理論が有効かどうかについてのフロイト自身の疑いの方が，理論そのものよりも重要に思える。しかしながら，私がフロイトの真に意味するところを誤解しているという可能性は常にある。

　順序を見ていくならば，孤独であること，二重の依存（double dependence），慈悲が生じる以前の段階における本能衝動，それに続いて思いやりと罪悪感になるので，ここに『死の本能』を導入する必然性はないように思われる。しかしながら，他方において，原初的な愛の衝動に見られるのは欲求不満による怒りのみで攻撃的な要素はまったくなく，またそれ故，無慈悲な状態から思いやりがある状態への変化は重要性がないのだとしたら，攻撃性の新たな理論を捜すことが必要となるだろうし，死の本能も再検討を迫られるだろう。

　最初の段階の幼児にとって，死は何かしらまったく決定的なこと，すなわち（環境によるほど良い対応が失敗することを意味する）環境による侵襲に対する遷延した反応のために，存在が失われることを意味している。これ

以上，先に進む必要も，早期の幼児が生き生きとしないことについて知識を持っている，という理論を強調する必要もない。なぜならば，この理論は未だに起こっていない多大な発達を仮定するものであり，馬鹿げているからである。

第 6 章

カオス

　カオスの原初的な状態を仮定する必要はない。カオスの概念には，秩序の観念が伴っている。暗黒もまた，最初からあるわけではない。なぜなら，暗黒は光をほのめかすからである。それぞれの人間が世界を新たに創造する以前に，最初にあるのはただ単に存在するということであり，存在することが持続することや，存在の連続性はやがて少しずつ分かり始めるのである。
　個人の情緒発達の歴史のなかでカオスが最初に出現するのは，存在することが反応性に中断することに応じてであり，特にそうした中断が長引いたときである。最初はカオスは存在の線の中断であり，回復は連続性を再経験することによってなされる。しかし，障害が，持続的に存在するものとしての早期の経験に照らして，耐えられる限度を超えた場合には，カオスは量的なものであるという，ありのままの経済法則が人間に取り入れられる。
　ある種の秩序が認められた場合にのみ，カオスに意味が生まれる。カオスは秩序の代替となり，人間がカオスを意識するようになると，秩序に伴う不安に対する防衛が組織化された状態として，カオスそれ自身がある種の秩序となる。
　カオスは，統合と呼ばれる秩序との関連で，新しい意味を持つようになる。未統合という原初的な状態は，カオス的ではない。解体は別種の秩序となるのだが，カオス的である。この解体は，統合がもたらす不安に対して防衛的な，天然のままの防衛組織であるということができよう。しかしなが

ら，解体はそれ自体は先に進めない状態であり，解体が維持されなければならない限り，情緒発達は停止したままとなる。カオスのそれぞれの形は，引き続く段階のカオスに影響を及ぼしており，初期の段階のカオスからの回復は，後の段階のカオスからの回復に役立つのである。

　ある程度のカオス的な環境が，人間にカオス的な防衛状態をもたらすことは疑いの余地がなく，結果的に，脳組織の不足に由来する精神障害と，臨床上区別することが困難となる。この場合の障害は，非常に早期からの発達の恒久的な停止によってもたらされる。

　内的な世界のカオスは，ずっと後期の現象である。より後期の現象を説明する概念を用いて表現するならば，内的世界のカオスは口唇サディズムに由来するものが組織化された状態であり，ユニットの状態を達成した人間の本能生活に属するものであって，内部と外部とがある。心気的な不安は，この内的なカオスに属するものであり，（ある種の）うつ状態は，内的な秩序の再構成をしないままで，すべての内的現象に対する魔術的なコントロールを意味している。

　抑うつ的な患者の巧みな処理によってあらわされた外的世界のカオスは，内部がどのような状態であるかを示そうとする人間の努力のあらわれである。このようなプロセスに対する防衛として，人間は，強迫神経症で見られるように，外的な秩序をきちんと守るというニードで強迫的になるかもしれない。しかし，強迫的な行動は常に内的なカオスを指し示すものであり，強迫的な几帳面さは治ることはないのであるが，何故かといえばこれと関係するのは，内的なカオスの否認かその外的な表象のみだからである。

　こうしたことから，最初は秩序がないのでカオスもない。これを未統合と呼ぶことができる。カオスの出現は統合と結びついており，カオスへの復帰は解体と呼ばれる。

　次の防衛的な段階は，カオス的ではない。それらは分裂の性質を帯びている。分裂はすべての人間にとって，本質的な状態である。しかし，母親のマネージメントにより，錯覚によって衝撃を和らげることが可能であるなら

ば，重大な問題ではなくなる。ほど良く積極的な適応の努力が欠如している場合には，分裂は重大な意味をもつようになり，次の結果を招く。

A．自発性のある本当の自己の根本が存在し，主観的世界と万能的に関わるが，交流することができないもの，

と，

B．外的な現実と呼ばれるものと（自発的でなく）従順に関わる偽りの自己。

　徐々に発達が進展するにしたがって，個人は人格に在る分裂を包含することができるようになり，全体性を欠如していることは解離と呼ばれるようになる。

　ユニット状態の達成と抑うつポジションの達成は，カオスや人間の内的世界における分裂や解離の劇化を可能にする。人間の本能的な経験の複雑な結果は，こうした劇化に取り入れられる。

　人間がユニット状態を達成してからの解体は，統合を組織的に取り消そうとするものであるが，全体性の経験に伴う耐えがたい不安によってもたらされ，維持されるものである。解体による分裂は，内的世界の組織の分割（cleavage）に伴って，あるいは外的世界の分割を認識することに伴って起こる。

　解離とは，どちらかといえば良く発達した人格の状態を描写するのに用いられる言葉であり，人格のそれぞれの要素の間で，コミュニケーションが欠如していることがむしろ強調されている。たとえば，記憶された夢によっても，睡眠中と起きている状態との間にはコミュニケーションの欠如がある。3歳の子どもの生活と，その後数年間成長した子どもの生活の間にも（時間に関する）正常な解離がある。解離は，「遁走」に陥りやすいこととして，すなわち，人格からはみ出した行動や生活の時期，後になって思い出すことができない時期への陥りやすさとして示されるかもしれない。

この段階になると，人間は，存在の原初的なレベルと関連した膨大な組織との接触を失っても平気になり，無意識によって豊かにもなるが困らせられもするものである意識を享受できるようになる。自己のある部分は，自己にとって到達不能であり続けるが，ここに無意識の特別な様式（すなわち抑圧されたもの）が登場する。

　抑圧とは，多かれ少なかれ健康な人の感情，記憶，観念などが意識から失われることに対して与えられる言葉であるが，その原因としては愛と憎しみが一致していることを意識することや，報復される恐怖から生じた耐えがたい苦痛などがある。これと関連しているのが，本能の制止（inhibition）である。精神分析が古典的な方法で，すなわち患者が葛藤を意識し，本能を自由に表現することに伴う不安に耐えることを可能にすることによって救いをもたらすのは，この抑圧に関連してである。

　発達が順調に進めば，個人は欺いたり，嘘をついたり，妥協したり，葛藤を事実として受け入れたり，完璧を期したり，存在を危うくするほどまで完璧さに反対するといった極端な考えを止めることができる。妥協する能力は，正気でない人の特徴ではない。

　成熟した人間は，未熟な人間と比べて，そんなにすてきでもなければそんなに不愉快でもない。コップのなかの水は濁っていても，泥そのものではない。

第 7 章
知的機能

　始めにあるのは身体であり，健康な場合には，精神は徐々に身体に錨を下ろすようになる。遅かれ早かれ，知性あるいは心と呼ばれる第三の現象が出現する。

　人間性のなかで，心の場所を研究するための最良の方法は，ほど良い環境のなかで，単純な精神-身体の存在を，基盤から考えることである。

　最初は，環境はニードに100％適応しなければならない。そうでないと，存在している状態は，侵襲に対する反応によって中断されることになる。しかし，間もなく完全な適応は不必要となり，ニードに対して徐々に不適応であることが（避けられないのと同時に）助けとなる。知性が説明を始めるようになり，（ある程度までではあるが）不適応を許容したり予期したりするようになり，このようにして少々の不適応は完全な適応に変換される。経験は一覧化され，分類され，時間因子と関係付けられる。思考がその姿を現わすずっと以前から，知性は機能するようになる。思考はおそらく言語を必要とする。それ故，知的機能は赤ん坊によってかなり異なるが，それは心によってなされる必要がある仕事は，存在や成長の生来的な要因次第であるのと同程度に，環境，すなわち赤ん坊の世話をしている母親の行動に支配されるからである。（母親の狂気による）カオス的な管理は，知的な混乱状態，ある種の精神的障害を起こすが，初期に不適応によってわずかに過剰の緊張が与えられた場合には，過度の知的発達を引き起こし，後になって有効に用

いうる心の発達が見られる。しかし，この現象は生来的なものであるというよりも反応性のものなので，こうした状態はある程度の不安定さが付きまとうのである。

　一つの極端なタイプとして，ニードに対する不適応を説明することには成功した過度の知的発達が，それ自体が子どものなかで非常に重要な価値を持つようになった結果，母親の代理として働く子守りとなって，子どもの自己のなかにある赤ん坊の部分の世話をする，ということが起こりうる。こうした場合の心は，偽りの機能とそれ自体の人生を持っており，精神-身体の特別な機能を果たす代わりに，精神-身体を支配するようになる。賢さを好む教師や両親にとっては，この結果は喜ばしいだろう。しかし，精神科医はこのような道筋を通って発達した人間が，危険な状態にあることやすべてを現実と思わないことを知っている。心の使用法に関するこのような研究方法は，ほとんど生来的な問題である脳の良し悪し（質）に依拠する知的能力の研究方法と並行して行われなければならないだろう。近年，注意深く，かつ無邪気に開発されたお決まりの知能検査によって，測定することを目指されているのが，この知的能力の質である。しかし，こうした検査は，人格や個人の情緒発達の評価に関しては，まったく何の根拠にもならない。

第 8 章

引きこもりと退行

　精神療法の最終的な段階において，退行が分析状況に限局されるようになり，治療という専門的な場面のなかで展開し保持されているときに，この退行と通常の引きこもりとの間に密接な関連があることが明らかになる。引きこもりはよく見られる現象であるが，状況が良くない場合には，引きこもりは敵対的に組織化されることになるので，すねている（sulking）という言葉が用いられることにもなる。
　引きこもりとは，自己の退行した部分を有している（大人であれ子どもであれ）当事者が，外的な関係を犠牲にして，その部分の世話をしている状態であると考えることは役に立つだろう。
　もし，精神療法中の退行しようとする瞬間に，微妙なマネージメントと観察を行う機会があった場合に，治療者がすばやく踏み込んで赤ん坊を抱きかかえるならば，患者は，世話する部分を治療者に手渡して，すばやく幼児になるだろう。
　引きこもりは防御としては有効だが，引きこもりから復帰したとしても安心することはできないばかりか，引きこもりから復帰する過程には固有の合併症がある。一方，退行には癒しの意味がある。なぜならば，退行のなかで早期の経験を修正することができ，依存を経験し認めることが真の安らぎをもたらすからである。退行からの復帰は，独立を回復できるかによるが，これが治療者によってうまく取り計らえた場合は，患者はこのエピソード以前

より，良い状態にあるという結果になる。もちろん，こうしたことはすべて信頼する能力が存在することが前提となる。それと同時に，信頼を正当と認める治療者の能力も必要なので，治療においては，信頼関係を築き上げることを目指した，長期にわたる準備期間が前提となるだろう。

　精神療法のなかの退行において，やがて（どんな年齢であろうとも）患者は環境によって世話されていることにも依存していることにも気づかなくなるだろうが，これは治療者が患者のニードに対してほど良い適応を提供しているということである。ここにあるのは一次的自己愛の状態であり，治療のなかでいつかは到達されなければならない。退行からの帰還の旅で，患者は治療者に二役を演じることを求める――それはすべての面において，考えられる限り最低の存在であるとともに最高の存在――すなわち，完璧に子どもの世話をしている理想的な母親像である。理想的な治療者と，とても駄目な治療者が同一であることは徐々に認識されるが，この過程は患者の側で自己に良い部分と悪い部分があることや，希望が持てないことと希望があることや，非現実的なことと現実的なことなど，実際のところすべてにおいて対照的な両極端を徐々に受け入れる過程とともに進展するものである。最終的に，すべてがうまくいった場合には，そこには人間的だが不完全な人がいることになるが，そのようになったのは，ある程度以上は，そして一定の時間以上は，完全に行動することを望まないという意味で，不完全な治療者がいたおかげなのである。

　これと同様なことが，通常の赤ん坊の世話にも生じるのであるが，そのようなことを母親と赤ん坊の直接観察を通して研究しようとすることは，治療状況のもとで研究するよりも，ずっと難しいことである。

第9章
誕生の経験

　はっきりと言うことができるのは，生まれてくる幼児に出産の過程が与える影響に関する正確な知識はまったくないということである。そもそも何らかの影響があるかどうかさえ証明することが困難である。幼児が影響を受けうる人間としてそこにいたわけではないのだから，影響などはありえないと主張する人もたくさんいる。私がここで提唱している見方は，満期の時点で胎盤にはすでに人間が存在しており，その人間は経験することができ，身体的な記憶を集積することができ，（適応に失敗した際には，環境からの侵襲への反応の結果起こる存在の連続性の中断といった）外傷体験に対処する防衛手段を組織化することすらできるというものである。

　この立場から見るならば，満期の胎児が誕生を迎えるときには，生まれていない状態から生まれた状態へという大きな変化に対処する能力を持っていることもあれば，欠けていることもあるということができる。その場合，赤ん坊は無視することができないものとしてそこに存在すると想定するならば，誕生という出来事が赤ん坊にとって外傷的である程度には，ものすごい幅があることを忘れてはならないだろう。

　ここで，正常な誕生，すなわち生まれていない状態から生まれた状態への変化が外傷的に働かない場合を仮定する必要があるだろう。

　問題は，幼児の心理学において正常な誕生という言葉がどのような意味を持つかである。正常な誕生には三つの主要な局面がある。第一に，幼児は

（圧力の変化などによる侵襲によって）存在の連続性の大きな中断を体験するが，すでにかなりの程度までは，侵襲への反応に伴う存在の連続性のギャップを乗り越えることが可能になっている。第二に，幼児は自己現象 (self phenomena) として，感覚や衝動の記憶を形成するようになっている。なぜならば，こうした現象は，反応を起こすことよりも存在し続けることの方が状況にあっている時期に属しているからである。第三に，誕生の過程のメカニズムはそれほど異常なものではない。すなわち，あまりにも突発的なものであったり遷延したものではないということである。これら三つの仮定に基づくならば，幼児の眼から見ると，生まれていない状態から生まれた状態への変化は，幼児自身によって，すなわち生物学的にはすでに変化への準備ができており，誕生の遅延によってマイナスの影響が起こることが考えうる幼児によって，もたらされたと信じることが可能であろう。ここで私が言いたいことは，赤ん坊には一連の衝動が見られるということであり，生まれるという方向に進むことは，幼児が責任を感じる能力に伴って起こるということである。もちろん，出産は子宮の収縮によって起こることをわれわれは知っている。しかし，幼児の目から見ると，変化をつくりだし，通常は頭部が最初となる身体の発露が未知の新しい位置に向けて行われるのは，幼児自身の衝動によってである。侵入してくるさまざまな新しい感覚に対してある程度の反応が起こることはまったく正常なことであり，その結果存在することの連続性が繰り返し中断することは止むを得ないことなので，こうした中断を受け入れるべく幼児の能力は最大限まで引っぱられることになる。幼児の眼から見れば過剰に侵襲的なものとしての誕生ではなく，幼児の元気よさから直接飛び出してきたような変化と動きへの衝動によって作られた誕生がありうるとの仮定から出発することが必要だろう。呼吸していない状態から呼吸している状態への変化は，幼児にとって，生まれることや生まれてしまったことの本質的に外傷的な性格を現わす例として通常用いられる。

　しかし，侵襲への反応から回復する経験をすでに積んできた正常な幼児は，生物学的にも実際呼吸するという変化に対して準備できているので，呼

吸を開始することに対応することができるだろうと思う。一方，過熟児はすでに誕生の時点で，呼吸の遷延に苦しんでいると言える。同様に，未熟児は誕生の体験の価値をなにがしか失うと考えられる。

　帝王切開で生まれた赤ん坊は特別なケースであり，帝王切開で生まれた人の不安のパターンの研究によって，幼児にとって誕生の意味を考えるうえで興味深い情報を，側面から簡単に手に入れることができるだろう。このことはフロイト自身が示唆している*。

　私の見解では，正常な誕生では早すぎることも遅すぎることもないのに対して，帝王切開で生まれた赤ん坊は，ある面では他の赤ん坊よりも豊かであったとしても，普通の誕生体験を奪われたことによって何かを失っていると言える。変化しうる因子のなかで最も重要なものは，われわれの文化では母親たちが子どもを持つのがむしろ遅くなりかけているという事実の結果，出産の過程に非常にしばしば遅延が見られることである。このことと文化的な禁止とが結びついて，さらには人の赤ん坊は頭が大きいという事実もあるために，さまざまなありそうもないことが，実際には多くの正常な誕生で起こる。赤ん坊の耐える能力の限界を超えた軽度の遅延はありふれたことだが，臨床的には，ここに時間や，時間を区切ることや，時間感覚の発達に対する知的な関心の起源を見ることができるだろう。多くの人が誕生の過程の身体的記憶を，理解を越えた遅延の顕著な例として保持しているが，それというのも誕生が遷延したことで生じた侵襲に反応する幼児自身には，遷延を測定する物差しもなければ，結果を予測する前例もないからである。遷延している誕生の最中に，赤ん坊にあと半時間かそこいらで，ことはおさまることを知らせる術はない。その結果，赤ん坊は不確定な，あるいは「無限の」遷延にとらわれることになる。この種の苦痛な経験は，一例として，音楽における形式を形づくるうえで，強力な基盤となる。そこでは厳格な枠組みがなかったとしても，最初から終わりの観念が聞き手の前に示されているので

---

* ［フロイトから］ジョン・リックマンへの私信。［フロイト（1905）も見よ］。

ある。形式のない音楽は退屈である。幼児期に起こった理解を越える遷延に起因するこの種の不安に特に敏感なものにとって，形式のなさはとてつもなく退屈である。明快な形式を有する音楽は，音楽のその他の価値を別にしても，安心感を与えるものである。

　これはむしろ高級な例であるが，限界がないことに抗して安心感を得るために形式を使うところまで到達できないものもたくさんいる。彼らが退屈さに圧倒されないためには，時間刻みのきっちりしたプログラムが手を加えないままに提示されることが必要である。限界のない遷延は，完全に正常であるとはいえない誕生過程に属していると見るのがむしろ自然であろう。幼児のなかには，心のなかで，台所の物音で食事を予測することができるようになり，終には，母親が時間を守れない理由を見つけ出して，遷延を説明することで，心の中で見込みを計算できることが，特別に大事だと感じるものもいる。

　誕生のプロセスでは，呼吸していない状態から呼吸している状態へという大きな変化が起こる。私は，臨床的な事実から，赤ん坊が母親の呼吸を，お腹の動きや圧力や音の律動的な変化を通して気づくことや，誕生後赤ん坊は母親の身体機能，とりわけ母親の呼吸との接触を再構築する必要があることを知っている。私はそれ故，母親と裸のままで接触することが許されるべき幼児，特に，母親の動いているお腹にのせられて自分もうごかされる幼児があってもよいと考える。生まれたばかりの赤ん坊にとっては，母親の呼吸がもっとも意味のあることだろう。それ故，幼児の早い呼吸は母親の呼吸のリズムの頻度に近づき始めるまでは意味がないように思う。幼児のなかには，自分では何をしているかの知識なしに，リズムをとることやリズムを交差させることで遊ぶ者がいるが，注意深く観察すると，時に呼吸と心拍で（たとえば，4回の心拍ごとに1回呼吸するというように）遊んでいる幼児のいることが分かる。少し後になると，彼らは自分の呼吸数と母親の呼吸数の違いに注目していることが見いだされるが，おそらく頻度の基盤は，最初は母親の2倍か3倍においているのである。

次のような順番になるだろう。最初に，幼児は胎内で母親の呼吸に気づく。次に，胎外で，母親の呼吸に気づく。最後に，幼児は，自分が呼吸していることに気づく。特別のケースとして，呼吸していることに気づく特別の理由がないままに生理学的な変化が進み，あえて言わなければならないほど面白いことは何も起こらないままに子どもは呼吸をはじめ，自分が呼吸していることに気づくということが起こりうることは疑問の余地がない。しかし，これは必ずしも正常なプロセスとは言えないだろう。こういうタイプの発達は，知的障害者に見られるだろう。しかし，さまざまなタイプの人がいるのだから，幼児のなかには，他に，たとえば，直感的なイメージとか，聴覚の領域や運動感覚の領域でそれに相当するものなど，もっと優先度が高い興味があるために，自分たちにとって呼吸はそれほど重要でないと思うものも少なからずいるだろう。

幼児の目から見て異常な誕生は，われわれの視点から言えば遷延分娩である。大人の観察者としてのわれわれが知っているさまざまな合併症の大部分は，生まれてくる幼児にとっては何の意味もないことである。しかし，われわれは，遷延とおそらくは子宮収縮による苦痛が過度に混乱をひき起こしたり，あまりにも長期間続くために存在することの連続性が脅かされない限りは，幼児の知覚したことは類型化されていく，という証拠を持っている。新生児がよく起こすのは大脳皮質の傷害によって引き起こされた痙攣発作であるが，それとは別に身体的な原因がない「ブラックアウト」と呼ばれる現象がある。これが後の段階の「欠神」（absences）に発展する可能性があることを念頭に入れておかなければならない。誕生時の外傷体験のうちで，幼児に体験されるのはごく一部分にすぎず，最も悪影響を及ぼすものは意識消失を引き起こすような重度の障害ではなく，不十分な圧力のもとで繰り返し産道に押し出されたものの，結果が出ない状態が何回も繰り返されて焦らされる状況である。

以上述べたことが，部分的にせよ真実であるならば，新生児を記述するにあたって，正常という言葉は非常にリアルな意味を持つといえよう。

たいていの赤ん坊は，生まれたときには完全に正常な状態には置かれていないので，早期のマネージメントの技術が誇張されること，すなわち，母親に，子宮内の状況を可能な限り再現した環境を提供してもらうことが必要となる。生まれた後は静かに抱っこしてもらうというニードが，通常はある。きめや温度の変化に非常に敏感なのは皮膚ばかりではない。同じことが心理的なこと一般についても言えるだろう。

　特別に焦らされる分娩を経てきた幼児は，生まれた直後には，抱っこによってにせよ，それに類似した他の利用可能な状態によってにせよ，注意深い育児の技術のもとで，可能な限り最も単純な状態に一定期間置かれる必要がありそうである。生まれたばかりの赤ん坊を取り上げて，清潔にしたり入浴までさせるという考えは，どんな場合でも適切なやり方とは思えない。多くの赤ん坊は，バランスを回復するための時間が必要である。それは侵襲に対して反応するためよりも，存在の連続性の感覚を回復するためであるが，それを通して彼らは再び衝動をもつことができるようになり，食物に手を伸ばすことさえするようになる。生まれた直後に自分の赤ん坊を見，自分の身体を介して赤ん坊を感じることは母親にとって重要なことであり，そのために無痛分娩による半覚醒状態は，赤ん坊が生まれたら直ちに回復できるのでなければ，耐えられないと感じている母親もいる。しかし，多くの赤ん坊が回復が必要な経験をしてきているので，すべての赤ん坊は誕生直後から母親を受け入れる用意ができている，というのは言い過ぎである。あまりにも障害が大きい場合は別であるが，はだとはだを接して，おそらくは母親の呼吸によって動かされるほんの短い時間の経験から，母親と赤ん坊が得られるものが大きいことは，おそらく十分には理解されていないだろう。摂食に直ちに関心が向けられることには疑問の余地がないとしても，正常という言葉で呼ばれるものは多種多様であることを忘れてはならないだろう。

　誕生の経験によって引き起こされた幼児の障害は，髄膜の破損や脊髄への出血の観点から単純に片付けることはできないように思う。このような身体的な外傷はかなりの頻度で起こるし，ときには身体的な状態が前景に出てく

るが，母親と赤ん坊の情緒的なニードが圧倒されるほどの身体的外傷は正常な場合にはおこりえない。

　誕生の経験がリアルな経験であること，言い換えるならば幼児はすでにそのときにそこにおり，経験することを待ち構えていることを示す最良の証拠として，ほとんどすべての子ども（のみならず，そのことに関しては大人も同様に）は，誕生のプロセスの何らかの側面を実行することを含んだ活動やゲームを大いに楽しむということを挙げることができるだろう。このことから，正常に運ばれる限り，誕生のプロセスは幼児にとって価値があることが改めて理解される。その一方で，母親の麻酔のために昏睡状態で生まれる幼児は，何かしら重要なものを手に入れ損なっているのである。

　誕生のプロセスに含まれる身体的記憶の証拠を見いだす人がいる一方で，誕生の時には経験することのできる人間は存在しないと信じている人もいる。このジレンマを抜け出すために，彼らは民族的な無意識という，先祖の数限りない誕生の事実に培われた一種の生来的な記憶を持ち出す場合がある。しかし，この民族的な無意識の概念は，個人の発達の過程のなかの非常に重要かつ興味深い現象や，個人が経験したものをどのように記憶するかという問題を安易に迂回するために用いられることになるだろう。

　フロイト自身が，不安のパターンは個人の誕生の経験から（いずれにせよ一部分であるが），決定されるという観察をなした際に，個々人が自分の誕生経験の身体的な記憶を保持することを信じていたかどうか，あるいは民族的な無意識のような何ものかを仮定していたかは確かではない。おそらく，彼は民族的な記憶を最初のうちは信じていたが，やがてもっと個人自身の歴史の観点から考えるようになったのだろう。

　私が想定したように，こうした早期の年齢で，幼児が経験することができるなら，誕生の過程の遅延があるときには，特に臍帯が圧迫されたり首に巻きついたりしたため呼吸する前に部分的に窒息した赤ん坊の場合には，呼吸の感覚が非常に不快なものと感じられることは明らかである。

　このような考察から，困難なことではあるが，注意深い生育歴聴取の結果

を考察する道が，開かれるだろう。起こった事実を相変わらず手元に握ったままの母親から，適切な方法で聴取した生育歴から分かることは，（身体的な障害の有無とはまったく関係なく）幼児は母乳をもらうという形で本能生活を開始する能力にしたがって，彼らは大きく変化するということである。母親自身の心理，生育歴，乳房や乳首の健康状態に影響される母親の授乳能力の個人差については十分に考慮されなければならないが，母親と赤ん坊が漸く関係を持ち始めるときに，一人として同じ幼児はいないのである。われわれは，正常という言葉を，母親の準備ができているときに準備ができている幼児にとっておきたい。そうすることによって，異常という言葉を，あらゆる程度の易刺激性を表現することに用いることができるだろう。この易刺激性は，他の兄弟のときには問題なかったのに，しばしばある特定の赤ん坊を母親が授乳することができない原因となる。

　赤ん坊のなかには，生まれつき妄想的な者，すなわち，私が言わんとするのは迫害されることを予期している者と，そうでない者とがいるように思える。妄想的な赤ん坊は遺伝的な傾向があるとか，体質的な因子を示していると主張することは非常に簡単であるが，この線に沿った議論を進める前に，幼児の未熟性による限界を十分に考慮したうえで，幼児の前史を研究する必要がある。私は，妄想的な気質は先天的でありうるが，遺伝的ではないことを述べてきた。

　こうした早期の段階において，人間という存在があることを信じない者にとっては，最初から非常に「難しい」赤ん坊がいることは疑問の余地がないことから，体質的な要因があるということを受け入れる以外に手立てはないであろう。

　当初は，成人の神経症の研究を基盤としていた精神分析理論の著作のなかでは，しばしば幼児の人生は，最初の授乳のときに始まるように考えられている。しかし，これはほとんど正しくないことであり，最初に授乳されるときや，生まれるときの赤ん坊の性質に光を当てる研究は，どのようなものでも歓迎されることだろう。すべてのことが一度に分かることが必要なのでは

ない。問題は，この主題を研究するに当たって，最も良いアプローチは何かということである。明白なことは，幼児の直接観察である。しかし，身体を見，行動を観察しなければ，幼児を観察することはできないので，これには大きな困難が伴う。おそらく，非常に早期の幼児期のニードについて最も人を納得させる研究ができるのは，精神分析療法の経過中に退行した被分析者の観察を通してだろう。私自身の経験では，最も教わったのは境界例患者，すなわち，精神療法過程で，自分のなかの精神病的な病理に到達しなければならない人たちにおいて，一定の退行が見られた後に前進が見られた場合である。精神療法とは関係なく，退行的な病態に陥っていくもっと重症な患者の場合には，この研究は役立たない。しかし，ローゼン（Rosen）の仕事から，より病態が軽い患者の治療において機能する原理は，悪化してしまった精神病院の入院患者にも直接当てはめることが可能なことが分かる。ローゼンの結果が永続的なものではないとしても，彼の研究から，精神病の研究は，発達する個人の非常に早期の心理的発達史の研究と同じである，ということは十分に証明されよう。

　別の言い方をするならば，精神病からの自由という観点から，精神保健を考えるうえで手掛かりとなるのは，個人の早期の情緒発達の研究である。それ故，環境との親密な関係にある個人の早期の研究以上に重要な研究はない。ここにおいて，一般的な科学研究の，精神医学的，精神療法的な診断および治療の，そしてまた哲学の，さまざまな原則が出会うのであるが，それに基づいてわれわれは一歩ずつ人間性のより深い理解への道を歩む勇気を持つのである。

第10章
環境

　いよいよ環境を研究することができるところまで到達した。
　成熟している場合には，環境は個々人が貢献できる何ものかであり，個々の男女が責任を負っているものである。十分に高い比率で成熟した人間がいる共同体には，民主主義と呼ばれる状態の基盤がある。仮に成熟した人間の数が一定数以下ならば，民主主義は政治的実態ではなくなる。なぜならば，状況は未熟な者たち，すなわち共同体と一体化することによって自分の個別性を失った人びとか，社会に依存的な個人の態度以上のことは何か達成できない人びとによって支配されるからである。
　青年を観察すると，個人がパーソナルな同一性を失うことなく同一化できるグループが徐々に拡大することを見ることができる。グループの基礎は家庭生活であり，元来の家庭が存続し続けることが青年にとってどんなに都合がいいかをわれわれは知っている。そうであれば，家庭は反抗の対象となるのと同時に利用され，すでに前史のあるグループ，すなわち潜伏期以前の早期の発達段階から存続している元来のグループを失うことなく，他のグループやより大きなグループに参加する実験をすることができるのである。潜伏期の子どもは，家庭の力が弱まることで大いに悩まされるのだが，その理由はこの時期に彼らはこうした問題に関わるべきでないからである。彼らに必要なのは，環境を当然あるものとすることであり，自分自身を教育によって，文化によって，遊びを通して，すべての個人的な経験を通して豊かにす

ることである。

　少年少女にとって，潜伏期より前で，全体としての人間との間の対人関係を持つ能力が達成されて後の，情緒発達のなかの非常に重要な時期を通して，家庭状況が存在していることは，非常に特別な重要性を持っている。家庭状況の基盤に両親間の満足な結びつきがある場合，小さな子どもは三角関係のすべての異なった局面を練習することができる。本能は全面的に発達することが容認され，異性愛的な夢も同性愛的な夢も夢見られ，個々の子どもは，自分が憎しみや，純粋な攻撃性や，残酷である能力を有することを，完全に受け入れる。時間の経過とともに，こうしたことすべてが起こるのであるが，それは家庭が存続し，両親間の同盟があり，兄弟が生まれることや生き延びることやときには病気や死があり，夢と現実とを区別することのできる両親の能力があるためである。

　この段階で，家庭という環境の存在はきわめて重要であるが，しかし不可欠なものではない。時間が経過するとともに，子どもが自分たちの感情を思い切り出して遊んだり仕事をしたりすることができる代替の三角関係を用いることができるようになるにつれて，家庭の重要性は徐々に減じるということが正鵠を射ているだろう。全体としての人間との対人関係を持つ能力にまでいったん子どもが到達したならば，家庭状況が破壊されたとしても，何かしら家庭の代替となるものが提供されて混乱が避けられる限り，子どもは何とかやり抜くことができるものなのである。子どもたちにとっては，両親の死の方が，両親の情緒的な困難に由来する紛糾よりも耐えやすく，立ち直りやすいことである。家庭の破壊は，前潜伏期の少年少女の情緒発達を歪めるが，その歪みはそれまでその子どもがどのような情緒発達を遂げたかに拠るところが大きい。どのような障害が起こるかはこの状態と関係するが，たとえば，家庭の崩壊の結果，年長の子が赤ん坊の母親代わりをするようになって，上手にやり通すことができるということもあり得るが，それは相応の犠牲を払っているのであり，これほどの重責をこんなに若い兄弟が担うべきではないのである。しかし，その子どもは一人の子どもであり続けるし，その

責任によって，ある面では成長がみられるのである。この段階になってはじめて，子どもは両親からの分離を果たすことができるようになるが，代替の三角関係の利用を意味する——たとえば，小母さんのところで滞在する——といった類いの分離と，子どもが馴染んだ三角関係から，たとえば子どもが入院しなければならないときなどのように，非人格化された管理へと引き離されることを意味する分離とを，区別することは重要である。この年齢になると，子どもは環境パターンを取り入れるだけではなく，パーソナルな期待のパターンを作り上げる。子どもが徐々に「内的環境」を発達させるとはよく言われることであるが，時日が経過し，発達が進むとともに，これがあるために環境の失敗に対する耐性が生まれ，子どもが望む情緒環境が積極的に構成され生産されていくことになる。子どもが代替の三角関係を楽しめるようになったときに，新しい能力を確かめる機会を与えるべきである，ということを記憶しておくこともまた重要である。子どもの生活の基盤は，元来の三角関係，すなわち子どもは二人の両親に関わる，というものであり続ける。2歳の子どもは，代替の三角関係が使用可能となるこの時期をおそるおそる始めるのであり，この年齢の子どもは馴染みの三角関係から引き離されて非人格的な管理に置かれることに対処することが実際できないのは明らかである。

　入院している子どもを毎日訪問することは，わが国では最近になって漸く標準的なこととなったが，その理論的な基盤は，小さな子どもには単純な情緒的環境が必要である，ということである。早期の情緒発達の複雑さをどうにか過ごしてきた2歳の子どもは，非人間的な環境に対処する用意ができていないので，病院できちんと身体的に世話をされても十分ではない。そのため，子どもが病院にいる間，両親たちが自分たちとの関係を維持するか，専門的な治療を必要とする身体の機能障害のために，施設のなかで不幸にも必要となった代理の三角関係を，子どもが発展させる機会を設けることが必要となると言えよう。

　年齢を厳密に問うわけではないが，5歳までには多くの子どもは家から離

れた経験を利用することができるようになっているのに対して，2歳の子どもは家庭状況の破綻によって傷つけられてしまうのだが，このことは両親の結合という単純な状態がすべての基礎にある，ということである。

　ここでも再び私は年齢について正確を期する必要はないが，より早い年齢においても，子どもが情緒発達のうえで抑うつポジションの達成を強化しているときに，環境のことを考えることが必要である。われわれは，発達の早期になればなるほど，環境がよりいっそう重要になることを知っている。子どもが2歳で，正常で，ふた親との複雑な関係を生き抜いているとしたら，すでに，環境はほど良いものでなければならないし，維持されなければならないことをわれわれは知っている。早期に遡って抑うつポジションの検討を通して分かることは，幼児は一人の人格の継続的なケアがなければ目的を達することはできないということである。ここで問われるのは赤ん坊と母親ないしは母親代理者との関係である。母親は，ちょうどよいときに状況を保つために手に入るようでなければならない。母親は身体的に利用できるばかりでなく，ある期間一貫した態度を取れるほど健康でなければならない。母親は，幼児が本能的な衝動に伴った不安を繰り返し経験し，そうした経験をじっくりと味わい，そうしたことが済んでから母親と新たな関係を構築するために，何日も何週間も何カ月も生き延びなければならない。赤ん坊はこの役を誰も演じなくても生き延びることはできるだろうが，自分たちの情緒発達のうえで何かを，非常に重要な何ものかを失って生き延びることになる。そしてその結果として，落ち着きのなさ，思いやりの能力の欠如，深みの欠如，建設的な遊びをする能力の欠如や，やがては仕事ができないことが起こるが，こうした結果は，個人にとっても社会にとっても不満足なものであろう。

　幼児を外的世界に導入する際に，外的世界と接触しているという錯覚を可能にするうえで，母親ないしは母親代替者の果たす特別な機能についてはすでに述べてある。母親によるケアのこの側面は，現実の母親に特別に備わった機能ではないと言えるだろう。なぜならば，もしそれが成功すれば，

幼児は一生のあいだ使用できる機能を持つことになるのであるのに，それに対して，抑うつポジションに関して言うならば，重要なのは償いを行う能力であり，それをまず最初に母親自身に対して行うのである。しかし，外的現実との接触に関して幼児が良いスタートを切るために要求されるニードに対する非常に繊細な対応は，自分の赤ん坊のケアをしている現実の母親にしか存在し得ない状況を前提としているように思える。

　最初の時点では膨大な対応が必要とされるので，この仕事に対してある種の準備をしたものでなければ十分には対応できないだろう。その準備は9カ月の妊娠期間によって自然にもたらされるものであり，その間に母親は徐々に幼児と同一化して，同じ母親でも赤ん坊が生まれてから数週間後ではそうすることができないほどまで同一化するのである。

　統合や，精神が身体に住みつくことを導く要因の一つに，愛情表現としての環境や一般的な身体的なケアに関係するものがある。こここそが，そういうことがあるとしたら，人間的な関係よりも技術が重要なところであり，それを担当する人間として母親が必要となる度合はさほど大きくない。言い換えるなら，幼児をケアする技術が良いものであれば，誰がその技術を用いるかはあまり重要ではない。他方，さまざまな異なる技術によってケアされる経験のために，幼児は混乱状態に陥ることも忘れてはならない。一人の人間の技術ですら変化に富んでいるので，非常に早い段階で幼児が混乱を起こすことなく耐えることは無理であるとも言えるのである。施設で育てられた赤ん坊は，統合や身体に精神が住みつくことに関しては，現実との接触を開始することよりはるかにうまくやっていくことができるが，私が指摘したように，思いやりの能力の発達に関してはまったく対応することができないのである。しかし，情緒発達のさまざまな側面は，お互いに密接に関連しているので，これらのことをそれぞれ別々に分けて論じるのはあまりに人為的と言えよう。

　さらに前に遡ると，個人は，まったく時間の感覚がなく，かりにそのようなときに起こっていればの話だが，統合の連続性もなく，依存していること

を感じる能力もない状態に巻き込まれることになる。適応が失敗したことを理解するための知的能力も未だ発達しておらず，精神的な機能である想像力によって補うことによる安心感も，未だ得られない状態である。こうした早期の段階ではものすごい力が働いているが，原始的な未熟さからはどんな安心も得られないという事実から，ここで言うべきことは，どんな力が存在しているかが重要だ，ということであろう。そこでは単純な経済的要因が幅を利かせており，ある条件が満たされなければ，障害が起こるのである。さらに遡って，最も早期に到達すると，一次的自己愛という言葉で表される，個人が環境に完全に溶け込んでしまった状態に至る。この状態と対人関係を持つことの間には非常に重要な中間的な状態があるが，このことから，赤ん坊を身体的に抱っこしている母親と赤ん坊との間には，母親のものであると同時に赤ん坊のものであると認めなければならない段階がある，と言うことができるだろう。この見解を主張することは狂気じみているが，この見解は主張されなければならないのである。ここに見られるのは誕生以前の身体的な状況，すなわち母親が自分のなかに赤ん坊を持っている，ということをほとんどそのままアナロジーとしたものである。子宮のなかには，受精した個別の卵から発達した組織体全体がある。子宮内膜は，胎盤と混合するように特殊化されている。それ故，母親と幼児の間には，羊膜と胎盤と子宮内膜がある。ここでアナロジーをあまりにも先まで推し進める必要はないだろう。しかし，身体的には母親と赤ん坊の間に一連の物質があるということもまた事実であり，やがて分離が起こるときまで，これは絶対的に本質的なものである。その後この一連の物質を，母親も子どもも共に失う。この段階のことを描写することは非常に困難だが，われわれ観察者はどこまでが母親で，どこからが幼児かは容易に理解することができる。しかし，人間の心理学の観点から言うならば，ここに現われているのは人間関係の重要な側面であり，最も親密な接触のなかにも接触の欠如があり，その結果，個々人は常に永久に絶対的な孤立（isolation）を保持することこそが本質的である，ということができるだろう。生理学的なアナロジーから言えば，卵は母親の身体の間借

り人であって母親の部分ではないということは事実であり，受精後は独立の確立が徐々に組織化される。生物学的には赤ん坊が生まれるときに，胎盤と混ざり合う子宮内膜の部分をのぞいては，母親は何も失わないということができる。

私は気が狂う（mad）という言葉をわざわざ用いたが，その理由は，人間の発達論において，この中間的な物質は，一次的自己愛から対象関係に発達する時点で，二重に注目に値するからである。赤ん坊が生まれてから，この結びつけると同時に分かつ物質は，対象や現象によって表象されるようになる。それらは幼児の一部分であると共に環境の一部分でもある，とあらためて言うことができるだろう。発達しつつある人間において，外的な現実と内的な心的現実との間の区別を完全に認めることは，本当に少しずつしか達成されないことであろう。実際には，成人した男女の文化的生活のなかにもこの中間的な物質の名残が認められるが，実はこれら（芸術，宗教，哲学など）において人間は動物から最も明確に分けられるのである。

このことすべてに先立って，一次的自己愛の状態があるが，そこにおいては幼児の環境と見えるものと幼児そのものと見えるものとが一緒になってユニットを構成している。ここで，「環境-個人組織」というぎこちない表現を使用してもよいだろう。環境については，周知のように言及する必要がないが，それは人間が環境を認識する手立てがないからであり，実際，人間は未だそこには存在せず，全体的なユニットのなかの環境的な側面は未だに分離していないのである。存在することの重心が徐々に全体的なユニットの一部分，すなわちわれわれ（傍観者）に幼児であると簡単に分かるところに移動することは，健康な情緒発達の一つの達成である。

この非常に早い段階にあって，健康な成長が始まり，存在することの重心が辺縁部にあったものが胎児がいる中心部へと動く傾向が見られれば，身体的な側面に対する100パーセントの対応が，環境によって提供されたと推測することができよう。母親は，この組織全体の環境的な側面を身体的に引き継ぐのである。

情緒発達のさまざまな段階に関係する環境因子を記述することは試みられている。しかし，完全に理解するうえで忘れてならないことは，早期段階は決して本当には無くならないということであり，その結果，どんな年齢の人間を調べてみても，環境によって後の段階で求められたものとともに，すべての原初的なものが見いだされる，ということである。それ故，子どものケアにおいても，精神療法においても，適切な情緒的環境を提供するためには，その瞬間の情緒的な年齢に常に注意することが必要なのである。

　こうした非常に早期の幼児の情緒発達を観察すると，それがいかに当てにならないかということに気づかされる。幸運なことに，情緒的なケアは多くが身体的に行われる。当初はそれは本能的なことであり，母親が持つ特別の指向性のおかげで，母親が病気でない限り，重要なことは理解や知識とは無関係に起こるように思える。しかし，忘れてならないことは，依存段階の早期に戻ることは，依存に属する苦痛と不安定感を意味する，ということである。おそらくこれは，正常に展開する本来の発達の特徴ではない。病気の場合や精神療法の経過中にも退行は起こるが，退行的に経験された依存のなかで，この非常に強烈な苦痛に耐えることができた場合には，幼児的な段階への退行は癒しにつながる可能性がある。精神療法家の不器用さは母親とは比べものにならないので，依存への退行はどれだけ注意深く設定された治療においても楽しいことではあり得ないのである。

　子宮のなかの素晴らしい時という観念（大洋感情など）は，依存に対する複雑に組織化された否認である。退行に伴って起こる喜びはすべて，環境は完璧だという観念を前提としている。これに対抗するものとして，環境があまりにも悪いために人間が存在する希望がまったく無いのではないかという，退行した子どもや大人にはまさにリアルなものとなりうる考えを，検討しなければならないだろう。

第 11 章

心身症（精神-身体障害）再考

　ようやく心身症の理論について，再考することができるところに到達した。心身症を検討するにあたっては，人間の情緒発達について知られていることすべてを念頭において，身体的要因と心理的要因との関係を，少しずつ解明することが必要である。この過程は二，三の実例を用いて説明すると分かりやすいだろう。

喘息
　(a)　喘息の症例には，生化学的因子が関与している場合もあるが，そのメカニズムは漠然としている。アレルギーという言葉は，その特定の個人が特定の蛋白質に対して過敏性を有することを示唆する以上のことを，われわれに教えてはくれない。こうした身体的な側面が，少なくとも初期の段階では，重要と思われる症例もある。ある症例において，原因が身体的であると想定されるとしても，そこに速やかに二次的に心理的な要因が付加されるのであり，それは個々人によって異なる。喘息を持つことや喘息になりやすいことで起こる変化を避けて，喘息になることはできない。

　(b)　さまざまな研究から，喘息には環境因子が関与していることが示されている。他の何種類かの症状と同様に，母親の過保護（over-mothering）が原因で，喘息に罹りやすくなる，との主張が通常なされる。これらの調査

が正しいならば，喘息の理論について，重要なことを言うことができるだろう。それは，外的な喘息誘発因子に連続してさらされることが必ずしも本来の原因とはならず，本来の原因は，ある特定の重要な早期段階における母親の過保護かもしれないがそうでないかもしれない，ということである。いずれにしても，強力な外的喘息誘発因子にさらされている喘息を完全に理解するためには，母親を過保護に駆り立てる強迫の底にある抑圧された無意識が，個々の子どもに与える衝撃を理解することが必要である。これはさまざまである。対人関係に関与しうる全体的な人間としての子どもにとっては，喘息はときには外的な緊張の局面と，まったく明白に関連している。たとえば，新しい兄弟の誕生や，その時点では耐えることができない情緒的な重荷として，子どもに課せられたエピソードなどであるが，別の子どもであれば遺尿を起こしたり，苦痛の何か他の表現をしたりするかもしれないのである。喘息が起こるのは，より深い因子と関連しているからであるが，それらのあるものは知られ，あるものは知られていないのである。

　喘息の子どもの分析は，分析家が精神分析を対人関係の水準に保ち，愛と憎しみの葛藤の水準に保っていれば，多くの価値のある内容が明らかになるだろう。その子どもは洞察を深め，喘息を容認できるようになり，あまつさえ何らかの手段を講じて，それを避けることができるようになる。しかし，この水準で保たれた喘息患者の分析が，子どもの人格においても性格においても，発達することを可能にし，関係において大いに自由になることを可能にするとしても，喘息症状の治療の面では，成功するともしないとも言えないのである。この水準の分析は，決して喘息そのものの本質を明らかにしない。情緒発達における抑うつポジションと従来呼ばれている，母親と幼児との関係の発達の特定の段階に着目した治療においては，喘息が子どもにとってどんな意味があるのかに，より以上の光が当てられている。胸部の内側について，また，お腹や，お腹の代替としての胸部などといった，一つのユニットとなった精神の内側全般を表象するものとしての胸部というテーマに対するさまざまな変奏曲については，豊かな幻想のシステムが展開してい

る。内的な世界における凄まじい戦いのマネージメントや，自己の内部において善と悪の力をコントロールすること——こうしたことや，心気的な不安に関わるほかのすべての現象がここには見いだされ，それらに手が届かないのではなく，子どもがそのことを意識できていれば価値があり，われわれが理解しようと試みるうえも価値がある。

　しかし，ここまで来ても，喘息の本質に関しては未だ手掛かりがないのである。より大きな依存への退行が見られる分析や，分析状況や，転移関係において，患者はしばしば，あるいはしばらくのあいだ幼児的になることがある。まだまだ理解されていないことがたくさんあるとしても，喘息の真の本質に，より迫りうるアプローチがあるのである。この幼児的な状態に伴って，後産が始まることや誕生する過程そのものに伴う呼吸の問題のやり直しが起こる。非常に重要な価値を持つ身体記憶が出現し，呼吸器官の身体的な障害が治療のセッションのなかで現われるが，これらのものはそれ以前には，記憶の素材としては，夢のなかでさえ手に入らなかったものである。しかしながら，喘息への手掛かりは相変わらず失われたままである。なぜならば，こうした呼吸困難の身体記憶が必ずしも喘息に結びつくわけではなく，その代わりに気管支炎になりやすいとか，他のあらゆる種類の呼吸疾患や窒息しそうな感覚などと関連しうるからである。治療が個人の情緒発達の非常に早い段階にまで到達するようになってはじめて，喘息はおさまるべきところに収まりはじめるように思える。それはたとえば，患者が生きる場所としての本当の自己の確立や，この本当の自己を身体に位置付けることに関心を持つようになったときである。ここで，魂（soul）という言葉と息（breath）という言葉の，言語学上の結びつきが意味あるものとなる。呼吸が出たり入ったりすることすら，本当の，そしておそらくは隠された自己の脱出を伴った，ある種の不安がある場合には，耐えがたいものである。そして，喘息のときと同様に，金切り声を出すことにおいても，自由に出入りしたいというニードと，新しく確立した精神的なユニットに何が入り込み何が出て行くかをコントロールすることができないことから起こる不安との間の葛藤が

生じるのである。幼児期の湿疹と喘息との関係はよく知られているが，心理的には理解されていない。それが理解されるまでは，二つの状態に共通の身体的な基盤があるという議論も認めなければならないだろう。

　この喘息についての短い検討で私が試みたのは，喘息の心理学という主題について完全なコメントをすることではなく，さまざまな種類やレベルの心理学を用いる方法を示すことであった。

胃潰瘍

　胃潰瘍をテーマとして検討する場合も，同じ方法を用いることができる。胃潰瘍の純粋に身体的な原因については議論するまでもない。環境の観点から，胃潰瘍の症例には，かなりの比率で継続的に情緒的なストレスに結びつく状況が見られる。こうした症例のなかには，悪い作用を及ぼす外的因子の除去が身体的治療の重要な部分を占めるものがあるが，身体的な治療が必要なのは身体的に危険な障害があるからである。入院によって，たとえば少量ずつ頻回に与えられるミルクのみの食事療法を施すことは，患者を家庭という周りの環境から分離することや，仕事に行くことに伴う不安から解放することを正当化する，という側面があることを忘れてはならない。こうした不安がマネージメントによって処理できない場合は，身体的な手段による治療は失敗に終わりやすい。なぜならば，患者が医師や看護婦に寄せる信頼こそが，マネージメントのうえでも，また患者の生活において悪い影響を持続的に与える因子を置き換えるうえでも，最高に重要なことだからである。偶然，治療がさまざまな放縦によって中断する機会に見舞われることがあるが，そうした放縦にももちろん心理的な原因がある。

　全体的な人間同士の対人関係という観点からも，調査が行われれば多くのことが見いだされるだろう。想像や夢はすべての範囲にわたって利用可能であるし，検討すればさまざまな交差同一化（cross-identification）が見いだされる。この水準の患者の分析は，すっかり忘れ去られていた不幸な早期の経験を生き直したいという彼らのニードを軽減することによって，患者の

不安を和らげ，環境因子に対処することを可能にする。こうした症例における抑うつポジションの分析によっても多くのことが，特に中核に隠された抑うつに伴った慢性的で防衛的な抑うつ気分が明らかになる。これらは小児期の一般的な不安を伴う落ち着きのなさ（common anxious restlessness）あるいは軽躁状態と呼ばれるが，精神分析理論では落ち着きのなさは抑うつに対する躁的防衛と考えられている。恒常的な過活動と興奮の強化は，生理学的な変化を導き，胃内容の酸性度の変化などが容易に引き起こされる。さまざまな強迫的なわがままや，早食いや不適切な食物の選択といった比較的些細な混乱の原因も，ここに見いだされる。胃潰瘍を導くのはこれらのどれか一つの要因ではなく，いくつかの要因が一定期間働いたことによるのである。この種の患者の分析は，潰瘍が存在するか，慢性的な潰瘍の形成を容易に導く状態のみが存在するかによって異なる。潰瘍が存在する場合は，患者が内的世界の現象について，利用できる幻想にしたがって，潰瘍に意味が与えられることになる。症例の一部では，軽躁的な気分の底にある抑うつ状態が，病気の中核に見いだされる。このことは，愛と憎しみとの間の葛藤や，対人関係や，エディプス・コンプレックスの本来備わる不安についての分析によって，たいへん救われるという事実があっても変わらないのである。胃潰瘍の理解と治療のために，より原始的な側面の分析が役立つことを期待する特別の理由はないが，どんな症例にあっても，すべてのものの底辺には精神病的な疾患が，当然のこととして見いだされうるのである。

　しかし，心身症について常に忘れてならないことが一つあり，それは疾患の身体的な部分が心理学的である疾患を身体に引き戻すということである。これは純粋に知的なものへと逃げ込むこと，すなわち個人のなかで精神-身体の結びつきの持つ重要性を見失うことに逃げ込むことに対する防衛として，特に重要なものである。このようなことから，原始的という言葉のもとで記載された非常に早期の現象は，すべての心身症の研究において重要になる可能性があり，それは胃潰瘍にも含まれる。

　現時点で見られる外的因子を研究することは，統計的な意義はあるかもし

れないが，その結果は極端に誤ったものでありうることは銘記しなければならないだろう。

付録

レジュメ I　　　　　　　　　　　　　　　　1954年8月

はじめに

I

人間の子どもを調べる
　　身体，精神，心

健康：不健康

身体疾患と心理的障害の内的相互関係

精神-身体の領域（予備的考察）

II

人間の情緒発達

　A．対人関係
　B．思いやり，罪悪感，償い
　C．原初的段階

A．対人関係
　　イド：自我：超自我：
　　幼児性欲

本能，性器的なものと前性器的なもの

不安

防衛組織

抑圧された無意識

本能理論から見た健康の概念

B. 思いやりの段階

情緒発達における（クラインの）抑うつポジション

内的世界のテーマ

引きこもりの状態：固定観念との関連

　　　　　　　　集中との関連

妄想的状態と心気的不安

四つのタイプの精神療法の素材

1. 外的な関係：想像力によって補うこと
2. 内的世界における内的相互関係
3. 知的な分岐
4. 移行的な現象

精神療法の設定の検討

静かな，興奮した状態の検討

原初的，前原初的なニードの検討

C. 原初的情緒発達

(a) 外的（共有された）現実との関係の確立

理論上の最初の摂食

幻想の価値と移行状態

偽りの自己：正常な側面と異常な側面

　　　　世話役の自己

　　　　　　ペルソナ（ユングを参照のこと）

- (b) 統合。ユニット状態の達成
- (c) 精神が身体に住みつくこと
- (d) 最早期の状態：
    最早期の図式：環境―個人組織
    誕生の経験
    存在の原初的状態
    空無から生まれるカオスの秩序

III

環境の発展

順序の研究(1) 機能を想像力によって補うこと
　　　　　　　幻想
　　　　　　　内的現実
　　　(2) 内的現実；
　　　　　夢；　　　　　　記憶；創造芸術；
　　　　　幻想；　　　　　遊ぶこと；働くこと
　　　　　空想すること；

小児心身医学のテーマの発展
- (1) 正常機能；
- (2) 神経症；
- (3) 感情障害；
- (4) 精神病との関係

移行対象と移行現象

IV

反社会的行動

環境の失敗と関連する非行

剝奪児

V

潜伏期

前思春期

青年期

成熟

レジュメ II

1967年？月

はじめに

人間性の研究

第I部

I

人間の子どもを調べる
  身体，精神，心
  精神-身体と心
  不健康
  身体疾患と心理的障害の内的関係
  精神-身体の領域

II

人間の情緒発達
  計画：(遡及していく)
    対人関係
    パーソナルなユニットの確立
    主要な課題
    依存関係を巻き込むこと

第II部

はじめに　　　　　　　　　　　　　ユニット状態の確立
　　　　　　　　　　　　　　　　　思いやり
　　　　　　　結果：　　　　　　　罪悪感
　　　　　　　　　　　　　　個人の内的な心的現実
　　　　　　　抑うつポジション：　抑うつ的な抑圧
　　　　　　　　　　内的な豊かさ―新しい概念
内的世界のテーマ　妄想的な生き方
　　　　　　　　　気分障害としてのうつ病
　　　　　　　　　躁的防衛―躁病

さまざまなタイプの精神療法の素材

心気的不安

第III部

自我理論　　　　　外的現実との関係：　　遊ぶこと
　　　　　　　　　　　　　　　　　　　創造性
　　　　　　　　　　　　　統合
　　　　　　　　　　　　　住みつくこと
　　　　　　　　　　　　　環境

文献

出版地が表示されていない文献はすべて London で出版されている。

Abraham, K. (1924): "A Short Study of the Development of the Libido, Viewed in the Light of Mental Disorders", in *Selected Papers on Psycho-Analysis*. Hogarth, 1927.［下坂幸三訳「心的障害の精神分析に基づくリビドー発達試論」アーブラハム論文集──抑うつ・強迫・去勢の精神分析　岩崎学術出版社　1993　所収］

Aichhorn, A. (1925): *Wayward Youth*. Imago, 1951.

Balint, A. (1931): *The Psycho-Analysis of the Nursery*. Routledge & Kegan Paul, 1953.

Freud, A. (1926-27): *The Psycho-Analytic Treatment of Children*. Imago, 1946.［北見芳雄・佐藤紀子訳　児童分析──教育と精神分析療法入門　誠信書房　1961］

── (1936): *The Ego and the Mechanisms of Defence*. Hogarth, 1937.［黒丸正四郎・中野良平訳　アンナ・フロイト著作集 2　自我と防衛機制　岩崎学術出版社　1982］

Freud, S. (1900): *The Interpretation of Dreams*, in James Strachey, ed. *The Standard Edition of the Complete Psychological Works of Sigmund Freud*, 24 vols. Hogarth, 1953-73 vols 4, 5.［高橋義孝訳　フロイト著作集 2　夢判断　人文書院　1968］

── (1905): *Three Essays on the Theory of Sexuality*, S.E. 7.［懸田克躬・吉村博次訳「性欲論三篇」フロイト著作集 5　人文書院　1969　所収］

── (1917): *Mourning and Melancholia*, S.E. 14.［井村恒郎訳「悲哀とメランコリー」フロイト著作集 6　人文書院　1970　所収］

── (1923): *The Ego and the Id*, S.E. 19.［小此木啓吾訳「自我とエス」フロイト著作集 6　人文書院　1970　所収］

── (1926): *Inhibitions, Symptoms and Anxiety*, S.E. 20.［井村恒郎訳「制止・症状・不安」フロイト著作集 6　人文書院　1970　所収］

── (1931): *Female Sexuality*, S.E. 21［懸田克躬・吉村博次訳「女性の性愛について」フロイト著作集 5　人文書院　1969　所収］

Glover, E. (1932): *On the Early Development of the Mind*. Imago, 1956.

Gorer, G. and Rickman, J. (1949) : *The People of Great Russia : A Psychological Study*. Cresset.

Guthrie, L. G. (1907) : *Functional Nervous Disorders in Childhood*. Oxford University Medical Publications.

Henderson, D. K. and Gillespie, R. D. (1940) : *A Textbook of Psychiatry for Students and Practitioners*, 5th edition. Oxford University Medical Publications.

Jackson, L. (1954) : *Aggression and Its Interpretation*. Methuen.

Jones, E. (1927) : "The Early Development of Female Sexuality", in *Papers on Psycho-Analysis*, 5th edition. Baillière, Tindall & Cox, 1948.

Klein, M. (1932) : *The Psycho-Analysis of Children*, in *Collected Works*, vol. II. Hogarth, 1975. ［衣笠隆幸訳 メラニー・クライン著作集2 児童の精神分析 誠信書房 1996］

—— (1934) : "A Contribution to the Psychogenesis of Manic-Depressive States", in *Collected Works*, vol. I. ［安岡誉訳「躁うつ状態の心因論に関する寄与」メラニー・クライン著作集3 誠信書房 1983 所収］

Middlemore, M. (1941) : *The Nursing Couple*. Hamish Hamilton, 1941.

Money-Kyrle, R. E. (1951) : *Psycho-Analysis and Politics : A Contribution to the Psychology of Politics and Morals*. Duckworth, 1951.

Ophuijsen, J. H. W. van (1920) : "On the Origin of the Feeling of Persecution", in *Int. J. Psycho-Anal*. I .

Rivière, J. (ed.) (1952) : *Developments in Psycho-Analysis*. Hogarth, 1952.

Rosen, J. (1953) : *Direct Analysis : Selected Papers*. New York : Grune & Stratton, 1953.

Spence, J. (1946) : "The Care of Children in Hospitals", in *The Purpose and Practice of Medicine*. Oxford University Press, 1960.

Spitz, R. A. (1945) : "Hospitalism : An Inquiry into the Genesis of Psychiatric Conditions in Early Childhood", in *Psycho-Analytic Study of the Child*, I .

Winnicott, D. W. (1945) : "Primitive Emotional Development", in *Through Paediatrics to Psycho-Analysis*. Hogarth, 1975. ［妙木浩之訳「原初の情緒発達」小児医学から児童分析へ——ウィニコット臨床論文集1 岩崎学術出版社 1989 所収］

—— (1949) : "Mind and its Relation to the Psyche-Soma", in *Through Paediatrics to Psycho-Analysis*. Hogarth, 1975 ［岡野憲一郎訳「心とその精神-身体との関係」児童分析から精神分析へ——ウィニコット臨床論文集2 岩崎学術出版社 1990 所収］

—— (1949) : "Weaning", in *The Child, the Family and the Outside World*. Harmondsworth : Penguin, 1964.

—— (1950) : "Some Thoughts on the Meaning of the Word 'Democracy'" in *Home Is Where We Start From*. Harmondsworth : Penguin, 1986. ［松木邦裕訳「民主主

義という言葉のもつ意味」子どもと家庭——その発達と病理　誠信書房　1984　所収]
—— (1968): "The Use of an Object and Relating Through Identifications", in *Playing and Reality*. Harmondsworth: Penguin, 1980. [橋本雅雄訳「対象の使用と同一化を通して関係すること」遊ぶことと現実　岩崎学術出版社　1979　所収]

訳者解題

1. 本書の背景と成立について

　本書は，ドナルド・ウッズ・ウィニコット（D. W. Winnicott）の著作 *Human Nature* (Free Association Books, 1988) の全訳である。本書がどのような経緯で編まれたかについては，編者らの前書きに詳しく述べられている。また，著者ウィニコットの人となりや経歴については，すでに多くの先行書で触れられている。そこで，ここでは本書の位置づけを中心に簡単に述べたい。

　ウィニコットが，ロンドンの教育研究所で，大学院に通う教師を相手に，本書の母胎となる年10回の講義を，スーザン・アイザックス（Susan Isaacs）の招きに応じて始めたのは1936年のことである。ウィニコットはこの時期にすでに，『児童期の障害に関する臨床的覚書』（*Clinical Notes on Disorders of Childhood*）（1931）を刊行しており，1935年に英国精神分析協会より，精神分析家としての認定を受けている（Rodman, 2003）。ウィニコットの述べるところでは，この講義は，当初，リューマチ熱や舞踏病などの身体疾患の予防や対策について話すように目論まれたものであったらしい。しかし，幸いなことに，それらの疾患は治療法が確立されたため，ウィニコットは子どもの発達というより心理学的なテーマについて，もっと自由に講義を進めることが出来るようになったということである（Winnicott, 1978）。ウィニコットはまた，この講義が彼自身にとって，非常に重要なも

のとなったと述べており，そのことでアイザックスにたいへんな恩義を感じていたことを語っている。その理由として，彼は，自分の考えをまとめるうえでもっとも有効なことは，分析の専門家でない人びとに講演をすることだったことを挙げている。彼が具体的にどのようなテーマで話そうとしたかについては，本書の巻末にレジュメがあるので，それをもとに想像することは出来るが，実際の講義は，レジュメ通りには進まなかったらしい。聴衆も，むしろ，それを期待していたという話である。

　彼自身，その講義録をまとめて出版する意図をもっていたとのことであるが，二度目の妻のクレアの勧めによって，最初のタイプ草稿がまとめられたのは 1954 年である。ただ，その時点では，さまざまな理由から，この原稿は出版するに至らなかった。その後，ウィニコットは別の聴衆を相手にした講義も行うようになり，その内容もタイプ原稿に盛り込まれていったようである。彼は，完成させる意欲をもって，たびたびこの原稿に手を入れていた（しかし，本当に完成させようと思っていたのならば十分な時間があったのに彼は完成させなかった，という意見もある）とのことであるが，1971 年に亡くなったために，他の多くの論文や草稿とともに未完のままに残された。ウィニコットの死後，妻のクレアを中心に，彼の遺作を編集し，発刊する作業が進められた（Davis, 1987）。本書は最初，ウィニコットのスーパーバイジーでもあり，クレアの親友でもあったイスロフ（Issroff, J.）に編集が任されたが，その後，さまざまな経緯から，ウィニコットの元のタイプ原稿を生かす形で，現在の姿で刊行がなされた（Rodman, 2003）。原書の刊行がなされたのは 1988 年である。

　このような出版の経緯から，本書をウィニコットの理論の体系的な概説と期待するのは間違いであるように思う。むしろ，フロイトの『精神分析学概説』がそうであるのと同じように，体系的であることを目指されたが，体系的でありえなかった書物である。体系的であろうとしたウィニコットが，あれもこれも述べたいという意欲をもっていたことは，彼が付記したノートから窺い知ることが出来る。そこから，彼が述べることが出来なかったことは

何なのかに着目することも，ウィニコットが繰り返し触れているテーマを見ていくことと同様に大事である，とグリーン（Green）は指摘している（Green, 1997）。

　また，本書は，ウィニコットが他の精神分析家，特にフロイトとメラニー・クラインの理論をどのように捉えていたかを理解するうえで，貴重な資料である。ウィニコットは，自分自身でも，他の分析家の仕事をきちんと引用しなかったことは失敗だったと述べている（Winnicott, 1967）。実際に，彼の論文で，自分のもの以外の文献を引用した論文は驚くほど少ない。しかし，その一方で，彼は，自分はフロイトとクラインの考えを受け継いでいると繰り返し主張している。同時に，彼は自分が彼らに対して独創的であることも主張している。本書では，リビドー理論に基づいた，神経症に関するフロイトの精神性的発達論が詳細に述べられているが，この点に関しては，彼の他の論文ではあまり言及されておらず，その意味で，本書はきわめてユニークである。そして，実際には，ウィニコットは，フロイトの理論を引用しつつも，最終的には，自分の考えを中心にして，再構成を行っている。

　なお，本書は，ウィニコットの死後に編集されたという事情や，内容的に他の論文で述べられていることと重複する点が多いことなどの理由で，雑誌の書評でいくつか取り上げられた以外は，多くのところで言及されているとは言いがたい（Casement, 1989）。ただ，本書に関して，現代のウィニコッティアンとして高名な，フランス在住の精神分析家グリーンが，スクウィッグル財団（Squiggle Foundation）で講演したものが出版されており，それが包括的な紹介と批評となっている（Green, 1997）。以下ではグリーンの論旨に概ね則りつつ，本書の特徴について若干の解説を行いたい。

2. Human Nature という言葉について

　さて，本書の原題は Human Nature であるが，そもそも Human Nature とはどのような意味の言葉か，ということがまず問題になるだろう。もっと

も，Human Nature という表題を最終的に決定したのはウィニコット自身ではなく，編集者たちである。どうしてこの表題が選ばれたのかということに関する正確な事情はわからないが，二番目のレジュメの端には，ウィニコット自身によって，Study of Human Nature と書かれているので，そのようなことが反映したものと考えられる。本書の原著の刊行前に出版された，編集者の一人であるデーヴィス（Davis）の論文では，この本の表題は A Study of Human Nature となっている（Davis, 1987）。

　この Human Nature という言葉は，ウィニコットが創案したものではもちろんない。この言葉は元来哲学の用語であり，イギリスの経験主義哲学の古典的概念である。この言葉は，イギリス経験主義哲学のなかでも，ヒューム（Hume, David），ベンサム（Bentham, Jeremy），ミル（Mill, John Stuart）らの系譜，すなわち，ベンサムの影響下にあって，最大多数の最大幸福を唱えた功利主義（utilitarianism）の哲学と密接な関連がある。そもそも，功利（utility）という言葉がはじめて用いられたのはヒュームの『人間本性論』（*A Treatise of Human Nature*）（1739-40）においてであると言われている。そのなかで，ヒュームは，それまで哲学でもそれ以外の諸学でも，人間とはなにかについてほとんど検討されることがなかったのを，諸学を基礎づけるものとしての人間の本性を，研究の対象として扱ったのである。ヒュームは，自然科学的な方法を導入することによって，人間の本性を検討した。ウィニコットは，ミルの『人間の本性について』（*On Human Nature*）（1874）からも直接的な刺激を受けている。しかし，そもそも人間に本性などあり得るのだろうかということが哲学の問題として提起される。Nature とは「自然」ということであるが，人間に自然状態などがあり得るのだろうか，という疑問である。本書では，Human Nature がキーワードとなっていることは疑いようのない事実であるが，ウィニコットは，それを，人間の人として固有の本性である文化的（芸術，科学，倫理，宗教など）側面と，人間の動物的な本性，すなわち人間的な自然の側面との，対立が基盤にあるものとして理解している。

ところで，この Human Nature という言葉は，あえて訳語を用いなくても理解可能な一般的な言葉である。哲学でも，人間の本性，人間本性，あるいは人性などと訳されてきており定訳がないようである。人間の性質といっても，あながち間違いではないだろう。本書の表題に関しては，この言葉の担ってきた哲学的な背景から考えて，『人間の本性』とすることにした。一方，本文中では，この語はその文脈に従って，人間の本性とか，人間性などに訳し分けていることをお断りしておきたい。

　さて，本書で扱われている内容であるが，全体の構成を目次でたどると，第Ⅰ部が精神，身体と心の関係，第Ⅱ部が人間の情緒発達，第Ⅲ部が一つのユニットとしての成立，第Ⅳ部が本能理論から自我理論へ，ということになる。グリーンは，ウィニコットが情緒発達を論考の出発点として位置づけていることを指摘しており，本書で述べられている重要なテーマをまとめると，「a. 外的現実との関係の樹立，b. 統合されていない状態からユニットとなる自己の統合，c. 精神が身体を足掛りとすること」ということになると述べている。

3. 精神-身体，自己，魂，心

　ウィニコットは，若い頃にダーウィンの影響を強く受けたと述べている（Winnicott, 1967）。本書において，人間の発達に関する生物学的な観点からの議論が，たいへん自然科学的に展開されているのはそうしたことの一つの反映である。そういう彼が，精神と身体の関係の問題に興味をもつことは，当然のことと言えるだろうが，さらにウィニコットがその医師としての経歴を，児童を診る一般医（小児科という診療科はその時点では未だ確立されていなかった）として始めたことも，そうした関心の持ち方に関わってくる。一方で，彼自身がさまざまな心身症と言い得る疾患に悩まされたこと（具体的には，インポテンツ，虚血性心疾患など）も，その興味を促進したことが考えられる（Rodman, 2003）。彼が一生の間，心身症に強い関心を抱いていたことは，あまり知られているとは言えないかもしれないが，本書を

読むと，ウィニコットの仕事のなかで，心身症の占める重要性に，読者は強い印象を受けるであろう。実際，本書の最終章は，「心身症再考」で閉じられている。

　精神と身体の関連性について，本書のなかで彼が強調していることは，人間の精神において本質的な役割を果たす情緒は，身体を基盤としている，ということである。こうした当たり前のことがとかく等閑にされてきたことを彼は主張しているのであるが，このことは，フロイトが，本能は，精神が身体を基盤とすることのあらわれである，と考えたことに対比されるであろう。人生の最初期の段階において，身体的な問題は，精神発達にとってきわめて重要な要因であるという主張に異論を唱えることはあまりないことだろうが，ウィニコットは，精神が身体を基盤として根づくことを，精神が身体に住みつくこと（indwelling）と表現し，それが出来ることは大きな達成であると述べている。ウィニコットの主張を，身体と精神という二つの系列は最初から結びついているのではない，と言い換えることが出来るだろう。

　ところで，グリーンも指摘していることであるが，ウィニコットが心身症と精神病とを近接したものと見なしたこと（「心身症は，……心気的，神経症的要因がより表面的なレベルでは明確に示されるとしても，潜在しているのは，精神病的な不安である」）は，パリ心身症学派の考えと共通するものである。ウィニコットのこの考え方は，統合と対比される二つの状態，すなわち，生まれたばかりのときに存在すると想定される未統合（unintegration）の状態と，退行の結果としての脱統合（disintegration）の状態の区別と結びつけて考えることができるというのがグリーンの意見である。そのことを考えていくためには，そもそも自己とは何かということが問われるのであるが，ウィニコットは本書のなかで，自己を明確に定義しているわけではない。自己はしばしば自我と同じものとして用いられている。あえて説明するならば，本書で述べられている自己とは，外界から隔てられているものであるということであり，他者とは異なるものであるということであり，身体と外的世界の狭間にあるものであると理解することが出来る。ウィニコッ

トは本書のなかで、「自己を寄せ集めることは、自分でないこと（not-ME）に対する敵対行為を構成している」と述べている。これは、われわれが自己というひとつのまとまりを獲得することは、ある意味で妄想的な行為である、という主張につながる。

　本書のなかで、ウィニコットは魂（soul, spirit）という言葉を用いている。彼の定義によれば、魂とは、身体機能が想像力によって練り上げられること（imaginative elaboration）で現われる精神の特質である。魂が存在するためには、脳が正常に機能していることが前提とされる。肉体が健康でなければ、魂も不健康になる。ここでウィニコットは脳白質切除術、いわゆるロボトミーがいかに不適切な処置であるかを述べている（あまり知られていないかもしれないが、ウィニコットは脳白質切除術に反対するキャンペーンを張った）。魂という言葉は、日常的に多様に用いられているが、ウィニコットは、それを、そこに本来あるものといったニュアンスで用いている。

　それではウィニコットは、心（mind）はどのように理解しているのだろうか。フランス語では、心に相当する単語がないことをグリーンは述べているが、日本語でも、日常使われる意味や概念としての「心」と、ウィニコットがここで用いている心という言葉は乖離している。心に関して、ウィニコットは、「最初にあるのは身体である。続いて、健康な場合には精神が、徐々に身体に根づくようになる。やがて知性、あるいは心と呼ばれる第三の現象が出現する」と、表現している。精神が身体に根づくこと自体が二次的なことであるが、そこからはみ出した部分が心、あるいは知性になる、ということである。そして、このようにして構成された心が、本来は、自己を守ることが主な機能であるはずなのに、場合によっては偽りの自己のように機能し、ときには発達を阻害することになる。こうした心の病的な機能に関しては、コリガンとゴードン（Corrigan and Gordon, 1995）や、ボラス（Bollas, 1999）によって、心対象（mind-object）や、「自己に背く心」の問題として論じられている。

4. 本能理論，エディプス・コンプレックス，対象関係

　ウィニコットの考えは，多くが彼自身の独創である，ということは従来通説となっていたことであるが，一方で，彼自身はフロイトとクラインの後継者をもって任じており，自分が彼らの流れからほとんど逸脱していないことを繰り返し述べている。ウィニコットが実際に行っていたことは，彼らの考えを自分の枠組みに適合（場合によっては，歪曲）させることであった。ウィニコットが，自説とフロイトやクラインとの違いをきちんと表明しなかったことが，かえって混乱を招いているという批判もなされている。

　近年，ウィニコット理論の特徴は，その独創性にあるのではなく，彼の理論は既存の精神分析理論の上に成り立っており，むしろその特徴は，すぐれた臨床的洞察と，それを表現するユニークな概念づけにあるという評価がなされるようになっている（小此木, 2003）。そうはいっても，既存の理論がすべて生かされているのではなく，ウィニコットがほとんど顧みない理論もある。その一方で，クラインの抑うつポジションの理論のように，フロイトのエディプス・コンプレックスと並んで重要な扱いを受けているものもあるが，それに対するウィニコットの理解はクラインのそれとは微妙にずれているようである。

　ウィニコットの発達理論では，子どもの発達過程のなかで最も重要な転回点は，子どもが思いやりの能力をもつときであった（Davis and Wallbridge, 1981）。ウィニコット自身，このことを着想したときのことを，彼が子ども時代に，クリケットの槌で，姉の人形を破壊したエピソードに結びつけて語っている。そのことで少年のウィニコットが落ち込んでいるのを見て，父親は巧みにその人形を修復した（人形の顔は蠟で出来ていた）ということである（Winnicott, C., 1978）。ここで示されているのは，子どもが償いの観念を達成できるようになってはじめて，本能が表面化することが耐えられるということであるが，この思いやりの能力は，対象が存在していることに気づくこと，対象が統合性を有していることに注意が向くことであり，その

中核には，償いがあり，クライン流に言えば抑うつポジションの出来事である。ウィニコットは，発達過程のなかで，この思いやりの能力をもつようになる抑うつポジションに相当する段階が中心的な役割を果たすと考えていたが，それ以前の段階を彼は，妄想的-分裂的ポジションではなく，無慈悲な愛の段階と呼んでいる。

　ウィニコットはまた，部分対象と全体対象とを区別することの重要性を強調している。このことを，彼は，2歳前後の子どもの発達を詳細に追いかけることを通して描写している。読者は，本書のなかで，ウィニコットが，まず子どもがよちよち歩きができる2歳前後のことから語り始め，それから一旦前に遡ってから，今度はその後の発達を追いかける，というきわめて独特な語り方をしていることに気づかれると思うが，これは，単に利便性から選ばれた方法ではなく，彼が日々の臨床のなかで，退行した患者たちのうちに見出すのが，まさに2歳前後の年代だったからだろう。その前後に遡ることによって，そこでかつて起きた侵襲を乗り越えることが，臨床のなかで最も重要なことだとウィニコットは理解していたということであろう。そのような人の始まりの時期において重要なことは，自己を築き上げること，外的現実に対処できるようになること，一つであること，自律性，自己認識をもつこと，および統合であるとウィニコットは考えているが，彼が相手にしていた被分析者たちが臨床に持ち込んできたことも，そのようなテーマであった。

　ここで，ウィニコットが攻撃性と破壊性をどのように考えているかを見てみたい。ウィニコットは別のところで，「その起源においては，攻撃性は活動力とほとんど同義である」と論じている。ウィニコットが言うには，攻撃性とは何かにぶつかろうとする欲求，自己の外側にある何かによって刺激を受けそれに取り組もうとする欲求によって成り立っているのである。つまり，「私でないもの，すなわち外部にあると感じられる対象への欲求へと個人を駆り立てるものが，攻撃的な要素なのである」ことになる。本書のなかでも，ウィニコットは，「私はいる（I am）という言葉は言葉の世界のなか

で，最も危険なものである」と述べている。当初，ウィニコットの破壊性の理論には曖昧な点があったが，後に彼は，デーヴィスらが指摘するように，破壊をひとつの達成と考えるようになった。こうした考えは，彼の有名な論文「対象の使用と同一化を通して関係すること」(1968) のなかで述べられることになった (Winnicott, 1968)。そして，破壊性をめぐって考えがまとまらなかったことが，本書の刊行を見送らせる一因となったことを，彼はノートで述べている。しかし，外界を発見するためには攻撃性は必要であり，攻撃性は，自己から分離した対象が現実にあることの条件となる，すなわち，万能的なコントロールの領域の外側に対象があることを経験することは重要なのである。

ところで，ウィニコットは英国対象関係論の代表者のように目されることがあるが，本書を読むと，彼が対象関係論の立場に完全に立っていて，まったく本能理論を顧みないでいるという意見は妥当でないことが分かる。むしろ，ウィニコットは，本能理論をたいへん重視しており，本能理論と対象関係論の統合に力を注いでいることが分かる。発達の基盤に本能理論を置いていることは，たとえば，「本能から自由であることは，身体の健康を増進する。そして，これに引き続く本能のコントロールが増大する正常な発達においては，身体がさまざまな点で犠牲にされなければならない」と述べていることなどからも分かる。

5. 想像力によって練り上げること，空想すること，移行対象

ウィニコットにとって，情緒発達の基盤を形成し，精神を構成するものは空想 (phantasy)，あるいは彼の言葉を用いるならば想像力によって練り上げること (「精神は，生理的な機能を，想像力によって練り上げることから始まる」) である。想像力によって練り上げるためには，前提として，不在であること，存在しないことが必要になる。グリーンはそこから否定 (negative) の概念を導き出しているが，これは，不在であることを強調したウィニコットの独創性に負うところが大きいと，彼は述べている (Green,

1997)。ウィニコットが行ったことは，存在することと存在しないこととの間にある転換点を今一度検討することであった。ウィニコットは，分離の瞬間が，再結合の潜在空間として利用されること，再結合に先立つ瞬間に，対象がどのようにして創造されるかを示した。その当然の帰結として，対象は（見失われたことに対して）発見され，（認識されることに対して）創造されることになるのであるが，こうした理解は，象徴の理論をたいへん豊かにした。ここでウィニコットが示そうとしていることは，身体から思考へといたる連鎖であるが，思考することは，知性化とは異なり，情緒体験が想像力によって練り上げられること，つまり，空想と現実との関係へと成長する本能的な表現にその起源がある，ということになる。

　空想と移行対象との間には密接な関連がある。空想も，移行対象も，想像力で練り上げることの結果である。ウィニコットの理論の独創的な点は，内的世界をカオスの観点から理解することを進めたことである。彼は，カオスが関連するのは，未統合ではなく，退行的な現象としての脱統合であることを指摘した。つまり，カオスは秩序に先立つ状態ではなく，すでに確立された秩序が失われることなのである。これは破綻恐怖（fear of breakdown）を引き起こす。それに対して，移行対象は分離の結果としてあらわれるものである。

　錯覚もウィニコットの中核的な概念の一つであるが，錯覚もまた，想像力による練り上げと密接な関係にある。この場合，本能は，想像力による練り上げの基盤にあるとウィニコットは主張している。本能が一つの出現であるのと同様に，錯覚も一つの出現だからである。このことに関して，「幼児は生き生きしているが故に，また本能の緊張が発展することを通して，幼児は何かを期待するようになる，ということが出来るだろう。そして，それに続いて，あると想定されている対象に向けた口の運動や，手の衝動的な動きの形式を，やがてとることが出来るように拡がっていくのである。私は，幼児は創造的であるように準備されている，といっても過言でないと思う」とウィニコットは述べている。

6. 最後に

　ウィニコットはたいへんな講演の名手であったという。彼は，ラジオ番組の常連でもあり，彼の著作集には，そうした数多くの講演や放送の記録に基づいたものが収録されている。彼の講演が非常な人気を博したのは，その内容もさることながら，彼の語り口の魅力と即興性（spontaneity）のためだと言われている。そのような魅力は，直接ウィニコットの話を聞くことが出来ないわれわれは，当然のことながら，本を通してしか知りえないことである。しかし，出版されているものは，講演の記録とはいっても，ウィニコットの用意した原稿をもとにしているものであるために，その即興性は伝わりにくく，魅力も薄められてしまっていると言えよう。その点に関しては，本書も例外ではないだろう。

　その一方で，ウィニコットの文章は，読者を，読者自身が取り組んでいる治療経験の想起へと誘うために，たいへん臨床的だと言われている（Ogden, 2002）。ウィニコットを読んでいて，実際に，あれこれ臨床のことを考えた読者も少なくないのではないか。

　もっとも，本書は当初，ウィニコットが自分の講義を補うものとして書き出されたものであることから分かるように，出発点が講義の梗概であり，教科書的なもの，いわば建物の骨組みのようなものである。しかも，部分によって書かれた時期もばらばらであるうえに，改訂のためのノートがタイプ原稿のあちこちに付記されている。そのため，全体が統一されているとは言い難く，一読した限りではつながりが分かりにくい部分もある。本書を取っつきにくいと感じられた読者もおられるかとも思う。特に，前半部は，医学的な記述やフロイト理論の解説的なニュアンスが強く，かなり固い文章になっている。しかし，読み進めていくと，やがてウィニコットの即興性が遺憾なく発揮されるようになり，そこここに散りばめられている新しい発想に出会うことができる。

　ここで，本訳書の刊行がたいへん遅れたことをお詫び申し上げたい。多く

の方々から,ウィニコットのあの本はまだ出ないのかとお叱りを受けたのだが,漸く刊行にこぎつけて,ほっとしているのが偽りない気持ちである。たいへん時間をかけたにもかかわらず,美しいウィニコットの文体を,決して読みやすくない訳文に変えたことで,内心忸怩たるものがある。訳文は全体として,もう少し柔らかい方がいいのではないか,という意見も寄せられたが,テキスト用として作られたタイプ原稿という性格を顧慮して,あえてやや硬い訳のままにしてある。最後に,本書の翻訳作業が,誠信書房編集部児島雅弘氏の熱意と尽力なしには,なしえなかったことを記して,謝意を表したい。

館　直彦

文献

1. Bollas, C. (1999) : *The Mystery of Things*. London and New York : Routledge.
2. Casement, P. J. (1989) : Human Nature. *Int. J. Psycho-Anal.*, 70 : 360-362.
3. Corrigan, E. and Gordon, P. (1995) : *The Mind Object*. New York : Jason Aronson.
4. Davis, M. (1987) : The Writing of D. W. Winnicott. *Int. J. Psycho-Anal.*, 14 : 491-502.
5. Davis, M. and Wallbridge (1981) : *Boundary and Space*. London and New York : Routledge.
6. Green, A. (1997) : The Intuition of the Negative in Playing and Reality. *Int. J. Psycho-Anal.*, 78 : 1071-1084.
7. Green, A. (2000) : *Posthumous Winnicott. Andre Green at the Squiggle Foundation*. London : Karnac.
8. Ogden, T. (2002) : *Reverie and Interpretation*. London : Karnac.
9. 小此木啓吾 (2003):精神分析の中のウィニコット.妙木浩之編集『ウィニコットの世界』(現代のエスプリ別冊).
10. Rodman, F. R. (2003) : *Winnicott. Life and Work*. Cambridge : Perseus Publishing.
11. Winnicott, C. (1978) : A Reflection. In *Psycho-Analytic Explorations*. (ed. C. Winnicott, R. Shepherd, & M. Davis) Cambridge : Harvard University Press.
12. Winnicott, D. W. (1967) : D. W. W. on D. W. W. In *Psycho-Analytic Explorations*.

(ed. C. Winnicott, R. Shepherd, & M. Davis) Cambridge: Harvard University Press.
13. Winnicott, D. W. (1968) : On the Use of an Object and Relating through Identifications. *Int. J. Psycho-Anal.*, 50 : 711-726.

索　引

ア　行

愛　99
愛情　58, 150, 153
愛と憎しみ　4, 136
愛と憎しみの葛藤　183, 186
アイザックス（Isaacs, Susan）　i
アイヒホルン（Aichhorn, A.）　viii
赤ん坊　18, 19, 29, 82, 108, 109, 115〜117, 119〜122, 124, 127, 129, 130, 132, 135, 137, 138, 140, 141, 145, 146, 148, 150, 152, 153, 161, 162, 164〜168, 170, 172, 175, 177〜180
遊び　46, 49, 58, 63, 80, 84, 106, 121, 174, 190, 193
アブラハム（Abraham, K.）　43

胃潰瘍　185, 186
怒り　138
移行現象　iii, 122, 123, 190
移行状態　121, 189
移行対象　iii, 122, 190
移行的　122, 189
医師　18, 20, 21, 93, 119, 120, 124
意識　76
異性愛的　51
依存　4, 40, 67, 70, 79, 117, 128, 135, 152〜155, 163, 164, 178, 181, 184, 192
依存可能性　4
委託的　79
一次的自己愛　150, 164, 179, 180
一般的不安多動状態　99
一般的な不安を伴う落ち着きのなさ　186
偽りの自己　124, 125, 159, 189
遺伝　3, 6, 7, 13, 17, 18, 39, 50, 69, 172
イド　44, 50, 61, 62, 188
癒し　163

ウィニコット，クレア（Winnicott, Clare）　iii
ウィニコット，D.W.（Winnicott, D. W.）　8, 66, 91, 113
うつ病　80, 193
うつ状態　158

エディプス・コンプレックス　35, 36, 52〜54, 59, 67, 186
エディプス三角　103
エレクトラ・コンプレックス　52, 53

思いやり　34, 43, 45, 78, 82, 90, 91, 100, 155, 177, 178, 188, 189, 192

カ　行

解釈　101〜103, 105〜107
外傷体験　165, 169
外傷的　65
解体　15, 106, 134〜137, 139, 157〜159
外的現実　15, 28, 92, 113, 122, 124, 126, 132, 149, 178, 189, 193
外的世界　28, 61, 140, 158, 177
外胚葉　141
解離　79, 84, 98, 106, 159
カオス　11, 15, 88, 125, 136, 157〜159, 161, 190
抱えられるニード　68
抱えること　135, 136
隠された自己　184
過熟児　19, 29, 130, 145, 167
ガスリー（Guthrie, L. G.）　6
家庭　174, 175
葛藤　38, 61, 66, 94, 102, 160
過敏性　97
過保護　181〜183
感覚　166

環境 iv, 3, 6, 9, 12, 16, 20, 24, 28, 33, 39,
　51, 56, 60, 69, 86, 102, 113, 117, 129, 135,
　136, 138, 142〜144, 147〜150, 152, 155,
　158, 161, 164, 165, 173〜182, 185, 190, 193
環境-個人組織 145, 147, 152, 180, 190
環境の失敗 191
関係 77
関係のパターン 147
感情障害 80, 190
看護 150
看護師 18, 20, 21, 29, 93, 119〜121, 130
管理 69, 116, 143, 161, 176（マネージメント
　も参照）

気が狂う 123, 137, 180
気分障害 193
境界 104, 142
休止期間 153
境界膜 76
境界例 173
共感 135
狂気 10, 93, 97, 100, 137, 161
強迫 24, 48, 71, 183, 186
強迫神経症 15, 158
恐怖症 15, 69
去勢 46, 49, 53, 64
去勢不安 53, 54, 69, 70
疑惑 98, 108
筋肉エロティズム 143

空想 26, 43, 46, 48〜52, 55, 56, 58, 64, 75,
　104, 105, 123, 190
クライン（Klein, M.） viii, 80, 84
くる病 5
グループ 174
グローバー（Glover, E.） 85, 135

ケア 5, 35, 69, 118, 131, 135, 137〜140, 143,
　144, 150, 152, 177, 178, 181（養育も参照）
形式 167, 168
経験 148
芸術 125, 128
芸術家 86, 125, 126
軽躁状態 99, 100

劇化 159
欠神 169
限界 104
限界膜 108
幻覚 118, 122, 130, 132
健康 vii, 5, 9, 17, 20, 38, 39, 45, 50, 53, 55〜
　60, 62, 66, 68, 75, 79, 80, 86, 94, 98, 99,
　108, 188
原光景 65
現実 34, 46, 64, 65, 128
現実感 127
現実感の喪失 15
原初的段階 188
原初的な創造性 126, 128
原初的な融合状態 4
幻想 60, 62, 65, 66, 69, 87, 96, 103, 105,
　108, 116, 124, 128, 189, 190

口唇 43, 44
口唇エロティズム 42, 43, 51
口唇期 43
口唇的 46
口唇サディズム 43, 93, 97, 158
攻撃 78, 79, 83, 90, 139, 140
攻撃性 15, 59, 155, 175
交差同一化 185
行動化 106
興奮 26, 41, 42, 47, 48, 55, 56, 58, 59, 78〜
　80, 84, 90, 93, 107, 131, 139, 143, 189
興奮した関係 115, 116, 119, 120, 128
肛門 44, 51
肛門愛的 46
肛門エロティズム期 43
肛門サディズム期 43
肛門期 43, 45, 48
交流すること 125, 159
心 4, 8, 11, 25, 33, 56, 58, 63, 161, 188, 192
孤独 132, 153〜155
子ども 3, 5, 14, 21, 23〜25, 125, 136
個別性 29
孤立 148, 179
混同 71
コントロール 23, 43, 44, 61, 62, 67, 68, 81,
　82, 85〜87, 90, 92, 96, 98, 104, 105, 122,

137, 158, 184
混乱状態　178

サ　行

罪悪感　78〜80, 85, 90, 103, 108, 154, 155, 188, 192
最初の摂食　115〜119, 121, 125, 127, 131, 132, 189
再創造　33
再定式化　61
錯覚　34, 117, 120〜122, 127, 132, 158, 177
三角関係　52, 58, 59, 75, 175, 176
残酷以前　90
三者関係　40
三人の女性　50

死　154, 155
死の願望　54, 153
死の本能　155
自我　44, 46, 61, 62, 103, 104, 106, 188, 193
自我境界　106
自我-中核　135
自我理想　23, 62
子宮　131, 134, 149
自己　4, 17, 23, 34, 56, 61, 75, 76, 79, 80, 88〜92, 96, 99, 104, 108, 113, 135, 136, 140〜142, 144, 153, 160, 162〜164
自己意識　33, 39
自己開示　101
自己現象　166
自己認識　66, 98
事故　21
事故に遭遇しやすさ　21
思考　161
思春期　5, 34, 43, 46, 47, 60, 63, 68
静かな関係　115, 128
静かな管理　143
静かな状態　58, 78, 79, 84, 131, 189
静けさ　148
児童期　5
児童精神医学　viii, 6, 7, 14
自発性　125
自発的な身振り　84

自発的表現　81
慈悲　155
自分　152
自分が依存すること　78
自分が関係すること　79
自分でない現実　152
自分でないこと　144, 152
自分と自分でないもの　76
社会化　4, 7, 26, 27
ジャクソン（Jackson, L.）　140
修復　81, 82, 84
重力の働き　150
出産期外傷　145
受動的　125
症状形成　38, 39
情緒障害　11
情緒発達　6, 9〜12, 14, 16, 20, 23, 27, 33, 38, 39, 50, 56, 62, 75, 78, 80, 95, 99, 100, 113, 125, 131, 134, 138, 152, 157, 158, 162, 173, 175〜178, 180〜184, 188, 189, 192
衝動　4, 23, 27, 41, 48, 61, 83, 84, 90, 91, 93, 99, 120, 125, 126, 135, 138, 143, 155, 166, 170
小児科医　viii, 3, 5〜7, 18, 19, 33, 127, 130
小児心身医学　190
ジョーンズ（Jones, E.）　49
人格　17, 52, 56, 58, 77, 78, 99, 106, 138, 139, 141, 143, 145, 159, 162, 177, 183
人格としての母親　78
心気症　15, 86, 108
心気的不安　78, 108, 158, 184, 189, 193
神経症　14, 34, 35, 37〜40, 48, 52, 54, 59, 66〜68, 142, 172, 190
侵襲　57, 86, 139, 146〜148, 150, 153, 155, 161, 165〜167, 170
心身医学　25〜28, 33, 109（精神身体医学も参照）
心身症　23, 27, 29, 142, 182, 186
身体　3〜8, 12, 17, 22, 23, 27, 28, 57, 58, 113, 124, 142, 143, 152, 161, 170, 176, 180〜182, 184, 188, 192
身体機能　92
身体境界　106
身体的な外傷　97, 170

心的　8
心的現実　49, 78, 105, 193
心理学　19, 20〜23, 27, 33, 35, 37, 38, 61
心理検査　6
心理的障害　188, 192

スキゾイド人格障害　133
スピッツ（Spitz, R. A.）　80
住みつくこと　193

性愛的　43, 48
性器期　42, 43, 45, 46, 48, 63
性器性　49
性器的　42, 50, 60, 62, 189
性器統裁　75
生気　126, 154
生気のない　153
制止　24, 53, 120, 160
成熟　9, 28, 34, 35, 39, 44, 46, 63, 65, 70, 174, 191
成熟期　iii
精神　3, 8〜12, 17, 23, 24, 27, 56〜58, 88, 89, 107, 109, 113, 141, 142, 152, 161, 188, 190, 192
精神医学　viii, 7, 14, 25, 38, 109, 143
精神科医　3, 127, 162
精神が身体に住みつくこと　107, 141, 178, 190
精神-身体　8, 25, 26, 28, 33, 34, 58, 108, 143, 161, 162, 186, 188, 192
精神身体医学　109（心身症も参照）
精神-身体の共存　141, 142
精神病　ix, 3, 10, 14, 17, 39, 40, 52, 66〜68, 101, 106, 142, 173, 186, 190
精神病院　38, 91, 173
精神病的破綻　10
精神分析　viii, ix, 6, 17, 22, 25, 33, 37, 38, 49, 61, 62, 66, 68, 101, 149, 160, 172, 183, 186
精神分析家　85, 101〜106, 109
精神療法　11, 17, 22, 24, 40, 67, 80, 97, 101, 114, 137, 139, 140, 163, 164, 173, 181, 189, 193
生存する　146
性的能力　118

生と死の本能論　154, 155
青年　174
青年期　191
摂取　120
摂取障害　13, 19, 20
摂食　19, 115, 119, 170
接触　15, 34, 61, 107, 132, 138, 143, 147, 160, 168, 177〜179
世話　64, 65, 78, 82, 129, 164
世話役の自己　189
前依存状態　154
前原始的段階　152
潜在能力　17, 84, 85
潜在力　60, 99, 118, 119, 127
前思春期　191
前性器期　42〜46, 63, 70, 189
喘息　22, 23, 102, 182〜185
前潜伏期　68, 175
全体的な興奮　41
先天性　13, 18, 19, 172
潜伏期　iii, 34, 39, 51, 60, 63, 68, 174, 175, 191
羨望　47
前両価性　43, 79

躁うつ　15, 100
喪失　82
創造　28, 116〜118, 120, 121, 124, 127, 157
創造性　127, 193
創造力　124
想像力　4, 92
想像力によって補うこと　17, 26, 28, 42, 45, 49, 55, 66, 80, 178, 189, 190
想像力によって練り上げたもの　142
躁的　106
躁的防衛　99, 100, 186, 193
存在しないこと　153
存在すること　148, 150, 153, 157
存在のあり方　146
存在の連続性　4, 146, 153, 155, 157, 165, 166, 169, 170

タ　行

対応　117

退行　67, 70, 125, 137, 139, 149, 150, 163, 164, 173, 181, 184
胎児　145, 154
体質　7
対象　15, 70, 77, 78, 85, 87, 90, 92, 93, 98, 104, 117, 118, 120, 122, 125, 127
対象関係　124, 180
対象選択　67
対人関係　iii, 14, 35, 37, 50, 52, 63, 64, 75, 80, 84, 88, 90, 183, 188, 192
体内化　85, 87
抱っこ　137, 138, 141, 152, 170, 179
脱錯覚　117
達成　134, 141
魂　56, 57, 142, 184
短期精神療法　viii
男根期　42, 43, 45〜47
誕生　165〜171, 190

知覚　169
知性　161
知性化　27, 103, 106
知的　109, 189
知的機能　8, 161
知的障害　11, 169
知的能力　4, 179
知能　3, 9〜11
知能指数　10
知能検査　6, 11, 162
乳房　77, 81, 115, 116, 118〜120, 172
中間的な状態　179
中間領域　123
超自我　62, 188
治療者　140

償い　70, 79, 81, 82, 84, 178, 188

帝王切開　167
抵抗　35
適応　125, 132
転移　102, 103, 184
転移神経症　67
転換ヒステリー　109

同一化　47, 48, 51, 60, 63, 70, 118, 142, 178
統一した状態　138
同一性　142, 174
投影　87, 92, 97, 127, 129
統合　34, 78, 90, 100, 104, 113, 126, 134〜140, 142, 143, 157, 159, 178, 190, 193
統合失調症　15, 124, 125, 128
同性愛的　47, 51, 59, 64, 65, 70
動物心理学　41
独創　126, 129
取り入れ　45, 86, 87, 92
取り入れられた対象　85
遁走　159

ナ　行

内的現実　iii, 52, 122, 190
内的構造　90
内的世界　15, 62, 81, 85, 88, 94, 96, 98, 100, 103〜106, 139, 158, 159, 189, 193
内的相関関係　124, 188

肉体　9, 25
二次的な組織化　125
二重の依存　155
ニード　21, 35, 36, 91, 99, 101, 105, 107, 116〜118, 120, 126〜130, 132, 150, 152, 158, 161, 162, 164, 170, 171, 173, 178
尿道　44
尿道エロティズム　43
尿道期　48
人間性（人間の本性）　ii, vii, 3, 4, 8, 25, 29, 49, 61, 69, 75, 85, 86, 92, 134, 153, 161, 173, 192
人間性の女性的側面　44
人間性の男性的側面　44
脳　4, 8〜12, 17, 27, 33, 41, 56〜58, 162
脳白質切除術　57

ハ　行

媒質　149, 150
排泄　92

破壊性　83, 84, 90, 91, 99, 155
迫害　15, 21, 92〜94, 96, 97, 105, 144, 172
迫害者　96, 97
迫害的　105
迫害妄想　97
剝奪　44, 64
剝奪児　99, 191
破綻　40
母親　4, 18〜20, 50, 75, 77, 78, 81, 82, 89, 97, 99, 115〜122, 124, 127〜130, 132, 133, 138, 140, 146, 148, 150, 152, 158, 161, 162, 167, 168, 170〜172, 175, 177〜179, 181〜183
パラドックス　153, 154
パラノイア　15, 21, 109, 139, 143, 144（妄想も参照）
バリント（Balint, A.）　viii
反社会的　iii, viii, 3, 16, 128, 190
万能感　91, 122
万能的　99, 124, 159
ハンプティ・ダンプティ　136

引きこもり　15, 104, 148, 149, 163, 189
非現実感　103
非行　iii, 191
ヒステリー　15, 141
ヒステリー気質　17
否認　67, 99, 100, 105, 158, 181
皮膚　44, 96, 138, 141〜143, 169
皮膚エロティズム　44
皮膚感覚　137, 143
病気　vii, 5, 22

不安　14, 15, 23, 39, 49, 54, 59, 60, 66, 68, 70, 78, 106, 189
不健康　10, 12, 13, 45, 108, 188, 192
部分対象　52
フロイト, アンナ（Freud, A.）　viii, 56, 129
フロイト, S.（Freud, S.）　viii, 37, 49, 50, 61〜63, 82, 154, 155, 167, 171
分割　139, 159
憤怒発作　143
分娩　130
分裂　15, 124, 125, 128, 158, 159

ペニス　15, 47, 50, 65
ペニス羨望　48, 49, 53
ペルソナ　189
変形（対象の）　104

哺育状況　121
防衛　39, 54, 59, 60, 62, 68〜71, 98, 104, 106
防衛の組織化　39, 54, 59, 68, 134, 157, 165, 189
放出　92
ほど良い　86, 116, 127, 148, 149, 161, 164, 177
本当の自己　124〜126, 159, 184
本能　23, 27, 38, 40〜43, 45, 52, 58〜61, 64, 66, 68, 69, 75, 82, 84〜88, 90〜92, 98, 103, 124, 131, 138, 141, 143, 150, 160, 172, 175, 181, 189
本能衝動　60, 61, 96, 140, 155
本能退行　70
本能欲求　41
本能理論　iv

マ　行

魔術的　82, 85〜87, 92, 97, 104, 105, 122, 123, 158
魔術的な創造力　122
マネー＝カイル（Money-Kyrle, R. E.）　66
マネージメント　viii, 20, 29, 39, 52, 86, 92, 97, 114, 124, 128, 131, 149, 150, 158, 163, 170, 184, 185（管理も参照）

未熟児　19, 130, 138, 145, 167
未成熟　63
未統合　134〜137, 139, 152, 157, 158
未分化　137
民主主義　174

無意識　15, 23, 26, 35, 38, 55, 56, 61, 66, 76, 80, 81, 101, 102, 104, 105, 160, 171, 183
無慈悲　4, 15, 35, 43, 45, 79, 155
無邪気　143, 144

妄想　92, 93, 96, 97, 140, 172, 189, 193

妄想的な不安　78
喪の作業　82

ヤ　行

ユニット　4, 34, 50, 62, 89, 113, 134, 136, 147, 152, 158, 159, 180, 183, 184, 190, 192
夢　iii, 46, 49, 60, 62〜65, 106, 190
ゆりかご　137, 138

良い乳房　86
良いと悪い　80
養育　35, 68（ケアも参照）
幼児　viii, ix, 18〜20, 35, 36, 40〜43, 45, 59, 64, 75, 79〜85, 88, 90〜92, 97〜99, 108, 115〜120, 122〜125, 127, 129〜131, 134, 138, 139, 143, 148〜150, 154, 163, 165〜172, 177, 178, 180, 181, 183
幼児性欲　38, 63, 64, 188
抑圧　23, 26, 35, 53, 61, 70, 71, 75, 80, 82, 84, 92, 97, 98, 103, 160, 193
抑圧された無意識　52, 66, 76, 189
抑うつ　17, 98, 99, 186, 193
抑うつ気分　148
抑うつポジション　50, 62, 78〜80, 82, 84, 85, 89, 91, 95, 98〜100, 138, 159, 177, 183, 186, 189, 193
欲求不満　130, 155
よちよち歩きの時期　33, 42, 45

ラ　行

リアル　68, 128, 130, 131, 148, 169, 181
力動心理学　3, 33, 34
離人症　27, 82, 98, 103, 143
理想化　86
理想的な母親像　164
リックマン（Rickman, J.）　167
離乳　35, 82, 95
両価性　43, 51, 53, 59, 66, 68, 79
臨界期　51

劣等感　47
連続性の中断　148, 150, 155, 165

ローゼン（Rosen, J.）　173

監訳者紹介

牛島定信（うしじま　さだのぶ）

1939年	福岡県に生まれる
1963年	九州大学医学部卒業
専　攻	精神医学・精神分析学
	福岡大学教授，東京慈恵会医科大学教授，東京女子大学教授などを経て
現　在	市ヶ谷ひもろぎクリニック
著訳書	ウィニコット『子どもと家庭』（監訳）　誠信書房　1984
	『境界例の臨床』金剛出版　1991
	『対象関係論的精神療法』金剛出版　1996
	『心の健康を求めて』慶應義塾大学出版会　1998　他

訳者紹介

館　直彦（たち　なおひこ）

1953年	東京都に生まれる
1981年	大阪大学医学部卒業
専　攻	精神医学・精神分析学
	天理大学教授を経て
現　在	たちメンタルクリニック院長
著訳書	『境界例』（共編）　岩崎学術出版社　1995
	ローゼンフェルト『治療の行き詰まりと解釈』（共訳）　誠信書房　2001
	エイブラム『ウィニコット用語辞典』（監訳）　誠信書房　2006　他

D. W. ウィニコット
人間の本性――ウィニコットの講義録

2004年2月25日　第1刷発行
2018年6月30日　第4刷発行

監訳者	牛島定信	
訳　者	館　直彦	
発行者	柴田敏樹	
印刷者	日岐浩和	

発行所　株式会社　誠信書房
〒112-0012　東京都文京区大塚3-20-6
電話　03（3946）5666
http://www.seishinshobo.co.jp/

中央印刷　協栄製本　　落丁・乱丁本はお取り替えいたします
検印省略　　無断で本書の一部または全部の複写・複製を禁じます

© Seishin Shobo, 2004　　Printed in Japan
ISBN 4-414-41411-3　C 3011

子どものスクィグル
ウィニコットと遊び

ISBN978-4-414-40283-4

白川佳代子著

ウィニコットのスクィグルは優れた描画法であるが，名人芸的な要素が強かったせいで，日本で実際に試した人は少なかった。言語的コミュニケーションの難しい子どもに小児科外来で行なった数多くのスクィグルの中から選ばれた鮮やかな症例集。ウィニコットが実践の場で息づいた書。

目　次
序文　新宮一成
はじめに
　　移行現象としてのスクィグル・ゲーム
　　発見の遊びとしてのスクィグル・ゲーム
第1章　子どもとコミュニケーションをとるために
第2章　子どもの描きたいもの，話したいこと
第3章　好きな色のクレヨンをとって
第4章　治療者はどこ？
第5章　子どものファンタジー
第6章　非言語から言語へ
第7章　ジェンダーをどう扱うか
第8章　解釈の遊び
おわりに

A5判上製　定価（本体3200円＋税）

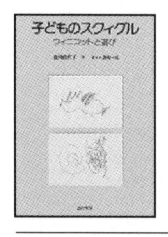

子どもと家庭
その発達と病理

ISBN978-4-414-40244-5

D.W. ウィニコット著　牛島定信監訳

英国が生んだ著名な児童精神科医である著者が，ナース・ケースワーカー・一般の人たちに向けて行った家庭と子どもの発達についての講演集。精神療法に関心をもつ医師や心理臨床家，子どもに関心のある人びとに役立とう。

目　次
1　最初の1年目
2　母親と赤ん坊の最初の関係
3　未成熟な中での成長と発達
4　安全について　5　5歳児
6　家庭生活の統合的要因と破壊的要因
7　親のうつ病に影響をうける家庭
8　精神病は家庭生活にどんな影響を及ぼすか
9　精神病の親は子どもの情緒発達にどんな影響を及ぼすか／　10　青年期
11　家庭と情緒的成熟
12　児童精神医学領域の理論的陳述
13　精神分析の産科学に対する寄与
14　両親にアドバイスを与える
15　精神的な病気の子どものケースワーク
16　剥奪児／　17　集団の影響と不適応児
18　民主主義という言葉のもつ意味

A5判上製　定価（本体3000円＋税）

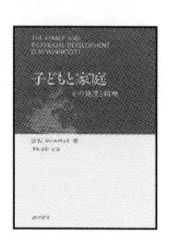

精神分析理論と臨床

ISBN978-4-414-40200-1

北山 修著

開業医から大学に赴任して十年余，精神分析学を講じてきた著者が，精神分析体系と臨床実践的課題との間に著した論考をまとめあげたテキスト。おもに対象関係論と臨床言語論に力点がおかれ，言語的治療という精神分析的臨床のもつ特質の広がりと深さが感じられる著者ならではの一冊。

目　次
1　精神分析の理論／2　対象関係論の展望／3　フロイトの症例「ドラ」から学ぶ／4　フロイトと「鼠男」について／5　言葉と夢の関係／6　身体と言葉：「からだの声に耳を傾ける」／7　自分の生成と過去：「抱えること」と「本当の自分」／8　神経症／9　「性格的困難」のための覚え書き／10　思春期の危機／11　精神療法の実際／12　言語活動としての診療，そして人生物語の紡ぎ出し／13　「見立て」のために／14　言語的理解：複数の糸を織り込んで／15　治療の場：開業精神療法の視点から／16　臨床心理学者の医学的理解について／17　ナルシスの体験／18　精神療法と倫理／19　精神分析の論文と書き方

A5判上製　定価(本体3000円+税)

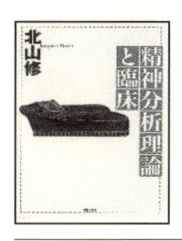

患者と分析者[第2版]
精神分析の基礎知識

ISBN978-4-414-41431-8

J. サンドラー／C. デア／A. ホルダー著
J. サンドラー／A.U. ドレーヤー改訂・増補
藤山直樹・北山 修監訳

心理療法における治療関係や治療過程を正しく理解するために，治療同盟，転移，逆転移，抵抗，行動化，解釈などの基本概念を，歴史的変遷をふまえながら体系的に明確化した。第2版では，初版刊行後20年近くの研究知見を250に及ぶ参考文献とともに新たな章の追加と全般的な増補・改訂を行った。

目　次
第 1 章　序　論
第 2 章　分析状況
第 3 章　治療同盟
第 4 章　転移
第 5 章　さまざまな種類の転移
第 6 章　逆転移
第 7 章　抵抗
第 8 章　陰性治療反応
第 9 章　行動化
第10章　解釈とその他の介入
第11章　洞察
第12章　ワーキング・スルー文献

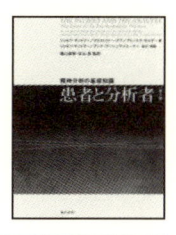

A5判上製　定価(本体3000円+税)

メラニー・クライン
その生涯と精神分析臨床
ISBN978-4-414-41428-8

ジュリア・スィーガル著　祖父江典人訳

精神分析家メラニー・クラインについてのコンパクトでわかりやすい入門解説書。なかでもこれまであまり知られていなかったクラインの生い立ちや家族関係の紹介は、クラインの理論形成に微妙に反映されているとも読め興味深い。さらにクラインの理論上および臨床実践上の貢献を、精神分析プロパーでない人にも理解できるように解説するとともに、クライン理論への他派からの批判にも丁寧に答えていて、いわば「クライン派との対話」を内的に体験できる希有な書。

　目　次
第1章　メラニー・クラインの生涯
第2章　クラインの主要な理論的貢献
第3章　クラインの主要な臨床的貢献
第4章　批判と反論
第5章　メラニー・クラインのあまねき影響

A5判上製　定価(本体2600円＋税)

現代クライン派の展開
ISBN978-4-414-41414-1

R．シェーファー編　福本 修訳

フロイトの理論と技法に重要な改良を加えたメラニー・クラインの貢献は、その後ビオンやローゼンフェルトといった傑出した後継者を経て、ロンドンを拠点とする現代クライン派に引き継がれている。本書は、そのなかからシーガルやジョゼフをはじめオショネシー、フェルドマン、ブリトン、アンダーソンらの優れた業績がそれぞれ編者の解説つきで一望できる精選論文集である。さらに、巻末に付した詳しい訳者解題は読者の理解に大いに役立とう。

　目　次
序論：ロンドン現代クライン派
第1部　理論形成と基本概念
第2部　「病理的組織化」概念と臨床
第3部　エディプス・コンプレックスと「第三の位置」
第4部　妄想分裂ポジションと治療技法
第5部　精神分析過程
エピローグ
訳者解題：ロンドン現代クライン派の展開

A5判上製　定価(本体4500円＋税)

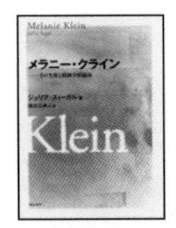

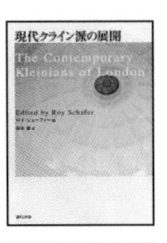

愛着理論と精神分析

ISBN978-4-414-41429-5

P. フォナギー著 遠藤利彦・北山 修監訳

近年,成人の精神分析治療を行ううえで愛着理論研究から得られた知見の有用性や両者の共通性が再認識されるようになってきた。本書は,愛着理論に基づいた発達心理学的知見を,歴史的発展を踏まえて整理・概観したうえで,精神分析理論のなかに位置づけ,両者の橋渡しを試みた。

主要目次
- 愛着理論入門
- 愛着研究における重要な知見
- フロイトの諸モデルと愛着理論
- 構造論的アプローチ
- 構造論モデルの修正
- クライン‐ビオン・モデル
- 北米対象関係論者と愛着理論
- 現代の精神分析的な乳幼児精神医学
- 対人関係的‐関係論的アプローチ
- 精神分析的愛着理論家
- 要約:何が精神分析理論と愛着理論に共通なのか
- 愛着理論は精神分析の洞察からいかに利益を得られるか

A5判上製　定価(本体3800円+税)

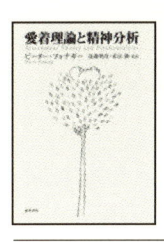

アタッチメント障害とその治療
理論から実践へ

ISBN978-4-414-30300-1

カール・ハインツ・ブリッシュ著
数井みゆき・遠藤利彦・北川 恵監訳

1950年代後半にジョン・ボウルビィが提唱し,エインズワースやメインらによって発展をみた「アタッチメント理論」。本書の著者であるブリッシュは,ドイツはウルム(現在はミュンヘン)の大学病院で,このアタッチメント理論をベースに,研究とクリニックでの精神分析を展開している。従来,理論が先行しているとされていたアタッチメント理論であるが,ブリッシュはその弱点である応用,そしてケースの提出を本書にて果たした。アタッチメントを中心とした介入の可能性,教育やグループ・セラピーにおける応用の可能性を提示する一冊。

目　次
第1章　アタッチメント理論と基礎概念
第2章　アタッチメント障害
第3章　アタッチメント・セラピー
第4章　臨床実践からの治療例
第5章　さらなる応用に向けて

A5判上製　定価(本体4200円+税)

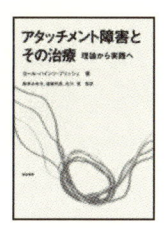

日常臨床語辞典
ISBN978-4-414-40032-8

北山　修監修　妙木浩之編

心理療法や精神医学の領域で日常語を臨床的に検討し，それを言葉の意味と言葉の使われ方の両面から考察する構成により，臨床家のパフォーマンスが向上することを目指す。合計157のどの項目も，それぞれの臨床家が治療場面での体験をもとに選び考察を加えているので，その言葉の理解が深まるだけではなく，臨床実践でのヒントがたくさん詰まっている。

項目例
間／曖昧／焦り／あばく／甘え／いじめる／居場所／浮いている／産む／演じる／臆病／かたづける／かなしい／かわいい／境界／孤独／混沌／時間がない／自分がない／娼婦／すくい／すわる／センス／創造／大丈夫／食べる／つまらない／毒／とらわれ／泣かれる／につまる／吐く／罰／バランス／悲劇の主人公／人見知り／まとまる／むかつく／もの／ゆるす／よろしく

A5判並製　定価（本体4300円＋税）

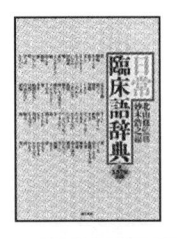

ウィニコット用語辞典
ISBN978-4-414-41422-6

ジャン・エイブラム著　館 直彦監訳

ウィニコットを理解するうえで重要な22の鍵概念を大項目辞典の形式をとって解説した。各項目とも冒頭にポイントを簡潔に記し，本文では原文を豊富に引用しつつ，著者が概念を簡潔に整理している。難解といわれるウィニコットの理論を知る上で格好のガイドであり，どこからでも読める辞典である。また巻末には，ウィニコットの全業績目録が，年代順と原題のアルファベット順の両方掲載されていて便利である。

項　目
遊ぶこと／移行現象／依存／思いやり／抱えること／環境／原初の母性的没頭／攻撃性／コミュニケーション／自我／自己／スクイッグル・ゲーム／精神―身体／舌圧子ゲーム／創造性／存在すること（の連続性）／退行／憎しみ／母親／反社会的傾向／一人（でいられる能力）／抑うつ

A5判上製　定価（本体5200円＋税）

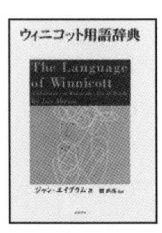